Curación con homeopatía

CURACIÓN CON HOMEOPATÍA

Peter Chappell y
David Andrews

Grupo Editorial Tomo, S.A. de C.V.
Nicolás San Juan 1043
03100 México, D.F.

1a. edición, enero 2002

Copyright © 1996 Peter Chappell & David Andrews
Título original: Healing with Homeopathy
Primero publicado por Gill & Macmillan Publishers
Dublín, Irlanda

© 2002, Grupo Editorial Tomo S.A. de C.V.
Nicolás San Juan 1043, Col. Del Valle
03100 México, D.F.
Tels: 5575-6615, 5575-8701 y 5575-0186
Fax: 5575-6695
http://www.grupotomo.com.mx
ISBN: 970-666-473-4
Miembro de la Cámara Nacional
de la Industria Editorial No. 2961

Traducción: Luigi Freda Eslava
Diseño de la portada: Emigdio Guevara
Diseño tipográfico: Servicios Editoriales Aguirre, S.C.
Supervisor de producción: Leonardo Figueroa

Derechos reservados conforma a la ley.
Ninguna parte de esta publicación podrá ser reproducida o transmitida
en cualquier forma, o por cualquier medio electrónico o mecánico,
incluyendo fotocopiado, cassette, etc., sin la autorización por escrito
del editor titular del Copyright.
Este libro se publicó conforme al contrato establecido entre
Gill & Macmillan Publishers y Grupo Editorial Tomo, S.A. de C.V.

Impreso en Canadá - *Printed in Canada*

Contenido

Reconocimientoa 6

Capítulo Uno
¿Por qué homeopatía? 7

Capítulo Dos
La historia y los principios de la homeopatía ... 13

Capítulo Tres
La teoría en la práctica.................... 27

Capítulo Cuatro
Homeopatía y autoayuda 33

Capítulo Cinco
Cómo consultar al homeópata 67

Capítulo Seis
El homeópata profesional en acción.......... 81

Capítulo Siete
Enfermedades crónicas 99

Capítulo Ocho
Cuadros de remedios homeopáticos.......... 111

Capítulo Nueve
Estudios de casos 123

Índice de enfermedades 137

Lectura recomendada..................... 139

Índice................................. 141

Reconocimientos

De Peter Chappell Me gustaría agradecer a todos mis pacientes y estudiantes de toda Europa por su apoyo a mi aprendizaje mediante la enseñanza, y en especial a los pacientes que me permitieron publicar sus casos en detalle. Le doy las gracias en especial a Bill Gray por su cuadro de remedios *Tuya*, a Rajan Sankaran por su inspiración, y a David Andrews por coescribir con efectividad este libro. Los mejores trozos son míos, los errores son suyos...

De David Andrews Me gustaría agradecer en especial a Rosalind Oxenford por su sabiduría y apoyo, y por unirnos a Peter Chappell y a mí para producir este libro. Un enorme 'gracias' para Peter por enseñarme tanto sobre este tema maravilloso. En cuanto a los errores...

Capítulo uno

¿Por qué homeopatía?

En años recientes, un número mayor de personas del mundo occidental ha llegado a reconocer los beneficios de las llamadas medicinas complementarias, como la herbolaria, la acupuntura, la osteopatía y la reflexología. La mayoría de estas terapias tienen profundas raíces en la historia y, en algunos casos, se han practicado por miles de años. Todas tienen algo en común: actúan basadas en tratar a la persona de manera holística. Esto significa que se trata a la persona completa; cuerpo, mente y alma, no sólo los síntomas que aparecen en la superficie.

Durante y después de la Segunda Guerra Mundial, con la llegada de la cirugía moderna, la inmunología y los antibióticos, las personas pusieron toda su confianza en la medicina sintomática (convencional). Sin embargo, se puede considerar el creciente interés en la medicina holística como una evolución mayor en el pensamiento de la salud y la enfermedad.

La homeopatía es un nuevo sistema de medicina en comparación con otros sistemas holísticos y la medicina convencional. Sin embargo, la homeopatía ha sido adoptada ampliamente por médicos y pacientes de todo el mundo ya que sus principios y prácticas están en línea con los antiguos sistemas de curación, y porque funciona muy bien. Expresado con sencillez, hace que te sientas bien además de sano.

La homeopatía se puede encontrar en Europa, Norte y Sudamérica, India y en más de setenta países.

> La homeopatía trata a la persona completa, encontrando y tratando la causa básica de la enfermedad más que suprimir sus síntomas.

Los homeópatas creen que existe dentro de todos una energía inteligente que mantiene el equilibrio en tu cuerpo, mente y emociones, y que controla la habilidad para curar y mantener el organismo. Se le llama la fuerza vital, un concepto común a las culturas de todo el mundo. En la acupuntura se le llama *chi*, y en la cultura hindú se le menciona como *prana*. Aunque esta fuerza vital no se puede ver y la ciencia aún no la reconoce, es clara su presencia en todas partes; es sólo que su presencia no se reconoce por lo que es. A todos los estudiantes de medicina se les enseña cómo funciona precisamente el cuerpo (que hace el hígado, los riñones, los pulmones, etc.) y adquieren un conocimiento profundo de los mecanismos y las funciones del cuerpo humano. Saben que una vez que esas funciones dejan de operar, se considera muerto al cuerpo; sin embargo, ¿comprenden la diferencia real entre un cuerpo vivo y uno muerto? ¿Qué hay detrás de los datos vivos que miden? ¿Qué lo impulsa?

Para un homeópata, la enfermedad es un desequilibrio fundamental que ocurre en un nivel profundo de la persona... este desequilibrio es la causa básica de la enfermedad. Los síntomas muestran al homeópata qué remedio emplear para ayudar a las defensas naturales del cuerpo.

Además de los síntomas físicos, el homeópata también tomará en cuenta el estado emocional y las experiencias que forman el cuadro de toda la persona que es su paciente (ve el Capítulo Nueve: "Estudios de Casos"). Por ejemplo, puede ser significativo que te despiertes a las 3 A. M., todas las mañanas; que tengas pies sudorosos; que perdieras a un padre a una edad temprana; que tengas una mala relación con un padre o hermano. Entre más completo sea el cuadro, con mayor exactitud podrá recetar el homeópata.

> La homeopatía funciona *con*, más que *contra* el cuerpo, estimulando sus poderosos mecanismos de defensa natural y los procesos de curación.

Remedios homeopáticos

Los remedios homeopáticos se extraen de la naturaleza: de minerales y metales, de plantas y animales, de enfermedades humanas y ahora, en la era nuclear, de fuentes de radiación. Se crean nuevos remedios mediante un proceso sistemático bien definido, empleando la experimentación (llamada experimentación pura o ensayo) en voluntarios humanos que proporcionan la información básica que los homeópatas emplean para recetas a sus pacientes. Los remedios se producen mediante diluciones repetitivas y un proceso de agitación llamado potenciación. El producto final pueden ser píldoras de 'azúcar de leche' remojadas y secas como tabletas, o un líquido. Una píldora a la vez se pone bajo la lengua: es una dosis.

Sin dañarlas, las energías curativas de las criaturas vivas, como águilas, leones, delfines y escorpiones, se están introduciendo en la actualidad en la práctica homeopática, con otras que han usado por largo tiempo, como de serpientes, pescado y arañas. Donde se puede obtener, se potencia la leche de animales; en el caso del águila, se ha empleado la sangre de una pluma que se desprendió por accidente.

Todo remedio homeopático tiene su propio cuadro, y representa una condición particular y un estado de ánimo. Cada persona en un momento dado también tiene un cuadro que representa y refleja la forma en que se siente, actúa y piensa sobre sí mismo y sobre el medio ambiente.

Un remedio homeopático bien escogido puede invertir la mayoría de las enfermedades de origen interno al inicio, la velocidad de avance depende de la extensión del daño patológico que ha tenido lugar. También elimina la predisposición a las enfermedades. Es especialmente valioso para tratar enfermedades en sus etapas formativas, antes de que se pueda realizar el diagnóstico físico, de manera que la salud se pueda restaurar mientras sea fácil.

La homeopatía tiene la meta de aparejar el remedio con la persona. Por ejemplo, el *Aurum metallicum* (oro) se describe en la *Materia Médica* homeopática (el libro de referencia que clasifica las características y el uso de todos los remedios) de esta forma: 'El oro causa una profunda impresión en la mente, produciendo depresión mental aguda, desesperación y pérdida del amor a la vida...' (de sus efectos en personas sanas); 'Para los efectos nocivos de pesar, miedo, enojo, desilusión de amor, contradicción, desagrado reservado, ansiedad prolongada, responsabilidad excepcional...' (de la experiencia clínica). *Aurum metallicum* puede ser útil para personas que sean alcohólicas crónicas, estén profundamente deprimidas, suicidas o haber perdido la voluntad de vivir. Su condición también puede mostrarse en síntomas físicos como dolor de cabeza, palpitaciones cardiacas, acné, artritis y glándulas hinchadas.

> Al comprender el cuadro completo de un paciente, el homeópata puede tratar mente, cuerpo y espíritu en forma simultánea, logrando una acción curativa profunda y a largo plazo.

Medicina verde

Los remedios homeopáticos se producen con sustancias de origen natural, sin causar daño al medio ambiente. Las cantidades de las sustancias que se requieren para hacer los remedios son tan pequeñas que las fuentes de estas sustancias (plantas, árboles, minerales y animales) se pueden sustentar con facilidad.

El ensayo de estas sustancias se realiza en personas sanas que se benefician, en lugar de animales de laboratorio que sufren y mueren. Como la homeopatía es de baja tecnología, no hay necesidad de laboratorios para dedicarse a investigación y desarrollo a largo plazo, o la participación de compañías multinacionales de medicamentos. Cualquier persona con el conocimiento y cuidado correctos puede potenciar una sustancia y producir un remedio. Como los remedios homeopáticos son seguros y no tienen efectos secundarios, no hay necesidad de pruebas costosas.

Además, el costo promedio de un remedio (si compras cantidades mínimas de píldoras y usas una ocasionalmente, según lo necesites) es muy barato. Compáralo con el cargo mínimo de una receta médica. Al considerar que puedes estar empleando dos o tres medicamentos diferentes (uno para el dolor, otro para el estreñimiento que causan los analgésicos y uno para la depresión) la diferencia en costo puede ser de cien veces la cantidad gastada en un remedio homeopático por un periodo equivalente. El alto costo potencial, tanto en términos personales y para la autoridad local de salud, también puede ser un desperdicio de recursos. La aplicación de la homeopatía en las naciones en desarrollo que no pueden permitirse la medicina 'occidental', y que tienen problemas graves de salud y públicos, podría tener un efecto profundo en el bienestar nacional además de en su balance de pagos. La homeopatía es segura, no es política, no es dogmática, es universal, es barata y tiene muchos partidarios fuertes e influyentes en todo el mundo.

Como ejemplo interesante de lo mucho que la homeopatía puede ofrecer se encuentra en Belarus, un país europeo con una población de diez millones de personas. Belarus recibió el setenta por ciento de la radiación del desastre nuclear de Chernobil. Noventa y dos por ciento de los niños están enfermos y el cáncer ha aumentado cien veces. Tratar estos cánceres es claramente una prioridad y el socorro occidental se ha vertido para ayudar.

Sin embargo, para los dos millones de niños que están sufriendo diversas dolencias, como retardo del crecimiento, fiebre alta frecuente y herpes, pero que no tienen cáncer, la medicina convencional puede ofrecer poco. En comparación, para estos niños, la homeopatía puede ofrecer y ofrece resultados demostrados. También es económica en un país en que las medicinas convencionales pueden costar el sueldo de una semana.

Capítulo dos

La historia y los principios de la homeopatía

Samuel Hahnemann

Hace ciento ochenta y cinco años se lanzó al mundo una forma revolucionaria de medicina con la publicación del libro de Samuel Hahnemann, *El Organón del Arte Racional de la Curación*. Los poderes curativos de esta nueva medicina demostraron, durante los años siguientes, tener efectos benéficos en víctimas de las terribles epidemias de cólera, tifo, fiebre amarilla y escarlatina, que iban a barrer toda Europa y los Estados Unidos, además de muchas formas de enfermedades crónicas.

Hijo de un pintor de porcelana, nació el 10 de abril de 1755, Samuel Hahnemann creció en el pueblo de Meissen, en el suroeste de Alemania. Era un chico delgado y delicado con tez blanca y ojos azul claro. La Guerra de los Siete Años abarcó de 1756 a 1763 y en consecuencia, la infancia de Hahnemann estuvo marcada por privaciones, peligro y viajes restringidos. Como sus padres tenían recursos financieros limitados, ellos lo educaron en el hogar durante sus primeros años, lo que le proporcionó un conocimiento general amplio. Al enseñarle su padre a nunca aprender o escuchar en forma pasiva sino a cuestionar todo, se dice que Hahnemann tuvo las 'normas de conducta moral más elevadas'. Posteriormente asistió a la escuela elemental del pueblo, hasta la edad de quince años. Esta educación fue interrumpida por la necesidad de su familia de que ganara dinero, y a menudo dejaba la escuela, a veces hasta por un año a la vez. Sin embargo, mostró una aptitud excepcional para los idiomas, y formó una fuerte amistad con su maestro, el Magíster Johann Muller, quien también le impartió lecciones extra de griego, latín, y alemán.

En 1771, Hahnemann se convirtió en alumno de la Escuela Primaria del Príncipe, donde Johann Muller se había cambiado para ser Rector. Durante los siguientes cuatro años, su relación aumentó volviéndose una amistad duradera, y con la guía de Muller, Hahnemann fomentó sus habilidades en idiomas, matemática, geometría y botánica.

En 1775, a la edad de veinte años, Hahnemann entró a la Universidad de Leipzig, una universidad con reputación como centro de cultura y aprendizaje en toda Europa, para estudiar medicina. Durante su estancia en Leipzig, mantuvo su magra existencia enseñando alemán y francés, y traduciendo griego e inglés al alemán. Hahnemann se desilusionó con las conferencias que recibió, encontrando que a menudo podía adquirir más conocimiento de textos médicos escogidos. 'Estudié en privado todo el tiempo, leyendo siempre lo mejor que estaba disponible y sólo tanto como pudiera asimilar... Asistía sólo a las conferencias que consideraba útiles'. La falta de recursos prácticos para el estudio de la medicina (no había clínica ni hospital) aumentó su frustración.

Hahnemann decidió, a finales de 1776, dejar Leipzig por Viena. Allí obtuvo el entrenamiento de la práctica médica que necesitaba bajo la enseñanza del doctor Quarin, en el Hospital General.

En ese tiempo también empezó a cuestionar la falta de higiene y compasión, las prácticas de las sangrías y el uso de sanguijuelas y panaceas (medicinas de patente dudosas) que encontró en la práctica médica contemporánea. Así se sembraron las semillas del descontento que iban a germinar como una nueva ciencia de práctica médica. Al final, Hahnemann completó sus estudios médicos en la Universidad de Erlangen y se le otorgó el título de Doctor de Medicina en agosto de 1779, a la edad de veinticuatro años.

Le siguieron varios años de práctica médica, durante los cuales aumentó su desilusión con el enfoque convencional de la medicina. Al mismo tiempo, Hahnemann estudió química, además de traducir y revisar muchos libros, lo que lo condujo a escribir sus propias obras sobre química y medicina. Después se retiró de la práctica médica disgustado con el fin de continuar sus estudios privados, mientras se sostenía pobremente con su obra literaria.

Principios homeopáticos

La homeopatía tiene gran cantidad de principios medulares de los que surge naturalmente un conjunto de prácticas. Al aplicarlas en una forma amplia, como arte y como ciencia, emerge un proceso muy curativo.

Similia similibus curentur: 'deja que lo similar se cure con lo similar'

Una de las obras que Hahnemann tradujo fue *Un Tratado de Materia Médica* del doctor William Cullen, un maestro, médico y químico sobresaliente de Edimburgo. Cullen dedicó veinte páginas de su libro a las indicaciones terapéuticas de la corteza peruana (la fuente de la quinina). La mente inquisitiva de Hahnemann no quedó satisfecha con la explicación de Cullen de que el éxito de la corteza peruana para tratar la malaria recaía en su amargor. Con el fin de ampliar sus conocimientos, Hahnemann llevó a cabo un experimento sin precedentes: tomó él mismo una serie de dosis de corteza peruana y registró los efectos de una medicina en una persona sana.

Escribió: 'La corteza peruana, que se utiliza como remedio para las fiebres intermitentes, actúa porque puede producir síntomas similares a los de esta enfermedad en personas sanas'. Esta forma de probar el medicamento fue el inicio de una investigación importante y se convirtió en uno de los primeros principios de su nuevo método de tratamiento: la homeopatía.

Las observaciones de Hahnemann dieron a conocer una comprensión nueva y revolucionaria de la naturaleza de los síntomas. Aprendió que los síntomas eran la respuesta positiva del cuerpo a gran variedad de experiencias de tensión, más que respuestas enfermizas que necesitaran tratarse, inhibirse o controlarse. Los síntomas eran los esfuerzos del cuerpo por curarse a sí mismo.

> Más que inhibir los síntomas, el tratamiento debe estimular las defensas del cuerpo para completar el proceso curativo.

El descubrimiento de Hahnemann atrajo a muchos otros médicos, además de fuerte crítica del establishment de la profesión médica. Durante años, sus afirmaciones y libros conmocionaron al mundo médico (interesando al público también) pero despertando una enorme oposición. Esta oposición a sus ideas se convirtió en un tema de la vida de Hahnemann.

Hahnemann y colegas de ideas similares empezaron a experimentar en sí mismos al tomar diferentes remedios y llevar registros detallados de los síntomas producidos por cada uno de ellos. Empezaron a notar que esos cuadros de síntomas eran similares a los que producían las enfermedades para los cuales la ciencia médica había buscado cura por muchos años. Entonces, las medicinas se probaron en los llamados incurables, que se curaron mediante los remedios cuando se prescribieron de acuerdo a este principio. Este proceso experimental, con el que se crean síntomas en una persona sana, Hahnemann lo llamó ensayo.

Potenciación

En 1810 se publicó *El Organón del Arte Racional de la Curación* de Hahnemann. El resultado de veinte años de experimentación y observación rigurosas y difíciles, el libro expuso sus principios de homeopatía y describió sus experimentos con diferentes fuerzas de los remedios. Estaba consciente que algunas de las sustancias eran muy tóxicas en su forma concentrada y descubrió cómo reducir el tamaño de la dosis, con el fin de eliminar los efectos tóxicos sin perder las cualidades curativas, un toque de verdadero genio. Lo logró mediante lo que se conoce como potenciación: la dilución en secuencia de la sustancia, junto con agitación violenta de cada dilución. Al número de diluciones más agitación (llamadas sucusiones) lo llamó la 'potencia'; la primera potencia centesimal ($1c$) era una dilución de una parte de la potencia decimal en 99 partes de agua más sucusión. Repetir esto tres veces produce la potencia $3c$; seis veces, la potencia $6c$, etc. La potencia de los remedios homeopáticos que se puede obtener en la mayoría de las tiendas naturistas y de farmacéuticos es $6c$.

La potencia LM1 se produce tomando el $3c$ anterior y diluyendo 50,000 a uno, y la LM2 mediante otra dilución similar, etc. Las sucusiones son muy importantes, ya que sin ellas los líquidos diluidos pierden toda actividad curativa. Por qué funciona este proceso es aún un misterio, pero se puede medir y los efectos son dramáticos con su uso.

Fue un descubrimiento sorprendente y es claro para los científicos que no es lógico que una sustancia diluida a una parte en 100,000 o más pueda actuar para curar enfermedades rápidamente, de manera permanente y sin efecto secundario. Así que, ¿cómo funciona? La ciencia ha mostrado que las moléculas muestran un movimiento constante, conocido como movimiento browniano. Todas las moléculas y átomos están compuestos por energía, la cual se puede medir con electromagnetismo. J. Benveniste, un científico investigador francés con fondos de su gobierno, informó en un artículo publicado en el diario científico *Nature*, en 1988, que había encontrado y medido modelos detectables eléctricamente en sustancias preparadas homeopáticamente. Parece que un remedio es efectivo cuando su campo electromagnético resuena o se asemeja al de la fuerza vital trastornada o 'enferma' del cuerpo. La resonancia estimula el proceso curativo.

Los estatutos médico y científico hicieron esfuerzos por desacreditar a Benveniste y su obra porque trastornaban su sistema de creencias, ¿cómo podrían tener efecto estas sustancias? Las prácticas y experimentos de Benveniste se repitieron en todo el mundo pero aún eran cuestionados por otros científicos. Le retiraron los fondos y Benveniste perdió su reputación y habilidad para trabajar ya que se había atrevido a cuestionar los puntos de vista establecidos.

El principio holístico

Un principio básico que Hahnemann elaboró en la homeopatía se relacionó con el holismo, al que llamó 'la totalidad de los síntomas'. Con esto quería indicar que lo que está fallando en una persona no son uno o dos síntomas o un diagnóstico, sino todo el trastorno en mente y cuerpo tomando en cuenta el punto de vista más amplio de la vida, lo que en la actualidad los homeópatas llaman la totalidad máxima. Esto toma en cuenta la actitud, los pensamientos internos, la expresión externa, la dieta, el clima, las relaciones, el trabajo y la creatividad, dormir, los sueños y las fantasías, las ambiciones, la voluntad, la determinación, el amor, el sexo, la espiritualidad, las emociones, los problemas actuales y los problemas desde la concepción hacia delante, así como el estado y la naturaleza del país en que vive el paciente.

Los homeópatas también se concentran en la forma en que un paciente hace frente a los retos de la vida, las respuestas únicas de la persona. De esta forma, capturan la imagen básica de la energía interna que está atorada, el patrón básico del mal funcionamiento, el trauma interno más profundo y producen una cura profunda de mente y materia de manera que la persona llega a estar en tiempo presente de manera más completa, y vive más en armonía con su espíritu interno.

Leyes de la curación de Hering

Se considera a Constantine Hering, un homeópata alemán que emigró a los Estados Unidos en la década de 1830, como el padre de la homeopatía norteamericana. Formuló tres principios generales del proceso curativo homeopático.

Hering afirma que el proceso de curación progresa desde los niveles más profundos del organismo (el mental y el emocional) a través de los órganos vitales hasta las partes externas, como la piel y las extremidades. La curación está en progreso cuando mejoran los síntomas psicológicos de una persona. Conforme la curación avanza hacia el exterior, los síntomas físicos también mejorarán; los síntomas más externos (por ejemplo, la piel) serán los últimos en curarse. La curación progresa desde las partes superiores del cuerpo hacia las inferiores, y de los órganos vitales a los menos importantes, por ejemplo de los pulmones a la nariz, del corazón a la piel.

Por otro lado, si los síntomas físicos mejoran pero empeora el estado psicológico del paciente, entonces, se dice que su estado de salud está sufriendo una regresión.

Hering también afirma que conforme reaparecen o desaparecen los síntomas, lo hacen en el orden cronológico de aparición. Los síntomas que vuelven, en un caso crónico, pueden ser los síntomas que los pacientes reexperimentan de enfermedades sufridas años o incluso décadas antes. Suelen desaparecer rápidamente, sin la intensidad de la enfermedad original.

Conforme cambian los síntomas, es común que un paciente experimente un empeoramiento de las molestias actuales. Es un signo bienvenido de que la curación está en marcha, en tanto exista una mejoría correspondiente en un nivel más profundo.

A la luz de la psicología moderna, yo expresaría esto de una manera algo distinta. (Lo que se expresa a continuación no se aplica a las enfermedades genéticas, hereditarias o relacionadas con circunstancias externas adversas.) La enfermedad que está enraizada en traumas sin resolver se almacena en el interior como conflicto emocional y se manifiesta como energía bloqueada mediante tensión, rigidez y dolor; todas las formas de enfermedades mentales y físicas (hasta llegar al nivel celular) se desenredarán en el orden inverso del proceso de formación. Los traumas más recientes de tipo similar se liberarán primero, y el trauma más antiguo al último.

En particular, conforme el trauma se libera mediante la activación de la intervención curativa (como con un remedio homeopático) la energía vital fluye de nuevo y disuelve la obstrucción. Puede producirse una repetición temporal del viejo trauma en la emoción apropiada (enojo, miedo, pesar, pérdida) sobre eventos del pasado. Si se expresan directamente, no habrá efecto físico, pero si se reprimen de acuerdo al modelo normal (por mucho, la opción más probable) entonces regenerarán temporalmente los antiguos modelos de enfermedad, a lo que los homeópatas llaman la agravación.

Enfermedad hereditaria en la homeopatía

Hahnemann escribió ampliamente sobre miasmas, su etiqueta para los modelos de enfermedades hereditarias. En la actualidad, expresaríamos esos modelos con más claridad como resultado de traumas emocionales heredados y de los efectos continuos de la enfermedad hereditaria. (Ve el Capítulo Siete, 'Enfermedades Crónicas'.)

Homeopatía y ciencia moderna

Estamos en una era de cambio científico radical. Los fundamentos de la ciencia de los últimos 2,000 años, que se formularon con la lógica de Aristóteles, se están revisando a favor de una comprensión más profunda del universo. La teoría del caos, que afirma que pequeños cambios en el mundo físico pueden tener efectos impredecibles y quizá consecuencias importantes con el paso del tiempo, está causando una revolución en nuestra comprensión de los modelos de energía; los principios homeopáticos están apuntalados por la teoría del caos. Un remedio homeopático es como un modelo de energía que es un 'atractor extraño' del caos.

Por la teoría del caos, la idea de que el estado de salud de un individuo se debe señalar mediante mediciones constantes, como la presión sanguínea, se han rechazado a favor de la variabilidad según las circunstancias. En términos médicos, esto significa que un corazón saludable tiene un ritmo variable, y su variabilidad es una medición de la salud. Los medicamentos convencionales para 'corazones enfermos' estabilizan el latido cardiaco en una forma que la naturaleza nunca planeó. Otras drogas médicas convencionales tienen el mismo problema básico. Por ejemplo, la cortisona no cura el asma o el eczema; en lugar de eso, suprime los efectos de manera temporal. La homeopatía y la teoría del caos muestran que esto viene unido al castigo de una reducción de la salud general y de la vitalidad, llevando a la persona en una dirección potencialmente mortal.

Las matemáticas de la confusión, una revolución en el campo de las matemáticas, ha mostrado que el todo es más que la suma de las partes, y no como Descartes dijo: 'exactamente igual a las partes'. Mientras que la medicina convencional aún cree que sólo somos carne y huesos, la homeopatía considera a la persona como una energía similar al espíritu que moviliza al cuerpo con una vitalidad que funciona a través de nuestra mente y cuerpo para la actividad y la expresión.

La física cuántica ha mostrado que la mente y la materia se presentan indisolublemente unidas, como dos aspectos de la misma energía.

Estos cambios comparativamente recientes en el pensamiento científico confirman los hallazgos de Samuel Hahnemann, dos siglos después. Por lo tanto, la homeopatía se está demostrando gracias a todo avance científico importante, así como por investigación específica incluyendo pruebas controladas doble ciego.

Homeopatía y psicología

Hahnemann vivió mucho antes que Freud y Jung, de manera que su conciencia de los asuntos psicológicos particulares, aunque profunda, no se expresaba con la profundidad de comprensión con que estamos familiarizados en la actualidad. Sin embargo, cita el trauma emocional como la influencia importante en la mala salud. Los frutos de la comprensión psicoterapéutica se están integrando en la actualidad en el proceso homeopático, ofreciendo una mejor comprensión de qué se va a curar.

> La homeopatía vincula la mente y el cuerpo como una energía inseparable.

La vida posterior de Samuel Hahnemann

A la larga, Hahnemann recibió el apoyo de un duque local, lejos del conflicto y la oposición de la profesión médica, y elaboró aún más su investigación, teorías, principios y prácticas. Dijo: 'En un medio ambiente pacífico, lejos de toda la hostilidad, había tiempo para aplicar mi mente a algunas preguntas teóricas que me han preocupado por algún tiempo, sobre las causas de la enfermedad, la fuerza reguladora del organismo...'

A la edad de ochenta años, Hahnemann estaba terminando su vida, su esposa estaba muerta, sus hijas lo cuidaban, cuando sucedió algo notable. Una parisiense de treinta y cinco años, llamada Melanie, se emocionó tanto con los libros de Hahnemann que cruzó Europa para visitarlo. Se enamoraron y el anciano se rejuveneció. Se mudaron a París, donde pronto empezaron a tratar a personas del Viejo y Nuevo Mundos. La homeopatía despegó entre la realeza y las personas ricas y prósperas, extendiéndose a ultramar, haciendo incursiones principalmente a los Estados Unidos, entre médicos y otros profesionales y como sistema de autoayuda. Para 1900, cerca del diez por ciento de la medicina en los Estados Unidos se había vuelto homeopática.

Hahnemann murió el 2 de julio de 1843, a la edad de ochenta y ocho años. Su tumba se encuentra en el cementerio de Père Lachaise, en París, y también existen monumentos dedicados a él en Washington, D. C., y en otras partes. Melanie Hahnemann continuó con la práctica y fue la primera mujer homeópata sin antecedentes médicos convencionales. Los seguidores de Hahnemann incluyeron médicos y legos. Las figuras principales de la homeopatía a nivel mundial de la actualidad abarcan a muchas personas que nunca recibieron entrenamiento médico convencional.

La represión de la homeopatía

Por desgracia, la oposición médica a la homeopatía creció rápidamente a principios del siglo XX, a pesar del considerable apoyo de la obra de Hahnemann. Esto, combinado con la esperanza de que la ciencia eliminaría la enfermedad, condujo a que la homeopatía se pusiera en un segundo plano de la medicina en 1920. Para la década de 1960, sólo unos cuantos partidarios resueltos quedaban. Sin embargo, conforme la conciencia del mundo se trasladaba a pastos más verdes, el pensamiento holístico fue validado por la investigación médica y científica. La homeopatía, junto con otras formas de medicina alterna, holística, ha empezado a ascender. Parece probable que esta vez los enfoques médicos holísticos se volverán los sistemas frontales en una creación de salud cohesiva y balanceada, más que un sistema de cuidados de la salud de control de las enfermedades.

Capítulo tres

La teoría en la práctica

El enfoque holístico y la comprensión de las causas de la enfermedad

En el Capítulo Uno hablé de la fuerza vital que existe en el interior de todos nosotros y que motiva y proporciona energía a nuestra psique y funciones corporales. Nuestras experiencias en la vida afectan esta fuerza vital, así que la forma en que nos *sentimos* es en realidad nuestro estado de salud en cualquier momento dado.

La palabra 'psicosomático' se deriva de dos palabras griegas: *psyche* (alma o mente) y *soma* (cuerpo). Existimos en nuestra mente y en nuestro cuerpo simultáneamente. Y la mente y el cuerpo nunca se pueden separar, incluso por un microsegundo. Somos seres psicosomáticos. Por ejemplo, todos nosotros de vez en cuando sufrimos ansiedad y preocupaciones... y algunas formas de preocupación son más 'graves' que otras. La preocupación empieza en la mente, pero también tiene resonancia en el cuerpo: la sentimos en el estómago.

La mayoría de las personas tiene preocupaciones sobre los exámenes antes de sentarse a hacerlos, pero algunas personas sufren ansiedad grave. El lado somático de esto se manifiesta como insomnio, náusea, calambres estomacales o, en casos extremos, la persona puede llegar a estar tan mal que no pueda asistir al examen. Puede creer que tuvo un envenenamiento por alimentos, ya que los síntomas son diarrea y vómito. Lo que ha sucedido es que la preocupación que empezó en la mente se ha manifestado como síntomas dramáticos (la diarrea y el vómito que se han confundido como envenenamiento por alimentos).

> Los homeópatas creen que no existe la enfermedad, sólo personas enfermas.

Gran parte de la enfermedad tiene una causa básica de origen psicológico, incluyendo el cáncer. ¿Cómo es que en una habitación llena de personas contaminadas, digamos que de influenza, no todas 'contraen' (atraen) la enfermedad? Las personas que contraen la enfermedad son vulnerables de alguna manera al inicio de la invasión del virus, ya que su sistema inmune está comprometido. A menudo, es el resultado del trauma (reciente o remoto) combinado con la debilidad heredada de enfermedades del pasado en la familia.

¿Cuál es la causa básica de la enfermedad?

El trabajo de los homeópatas es encontrar la causa básica de la enfermedad en un individuo, y tratarlo de acuerdo a ella para producir una cura a largo plazo y profunda. Pero esto funciona sólo si el homeópata puede descubrir cuál es el patrón de 'enfermedad' e igualarlo precisamente con el remedio correcto. Para que suceda, el homeópata 'tomará el caso', que implica una entrevista larga (por lo general de una a dos horas) y cuidadosa con el paciente. Ayuda que el paciente sea un participante dispuesto, o que tenga a un padre o cuidador dispuesto, y que sea honesto, veraz y abierto en todo, crea o no que es relevante. Sin embargo, todos tenemos 'puntos ciegos', decimos mentiras o no queremos hablar de algo, así que depende del homeópata emplear todas sus destrezas para observar, percibir y reunir la información relevante. Las preguntas deben ser muy amplias, de manera que no conduzcan al paciente a decir lo que cree que el homeópata quiere escuchar.

El homeópata necesita dar al paciente el espacio y la libertad para que comunique quién es en realidad y qué creencias profundas lo han llevado al estado de enfermedad que lo condujo al consultorio. Necesita ser capaz de leer todos los signos y distinguir cuáles de ellos son relevantes para el caso.

> El homeópata debe ser el observador sin prejuicios y tener empatía, más que compasión, por el paciente.

El enfoque homeopático es:

- comprender la situación
- formular el problema con exactitud
- escoger los signos y síntomas únicos y característicos que representan el problema básico
- seleccionar un remedio cuyo cuadro cubra bien el problema básico.

Y le sigue naturalmente la cura.

Caso uno

Recientemente un padre trajo a su hija de ocho años a verme. Me informó que tenía estreñimiento (además de hemorroides rotas), que estaba ansiosa e introvertida, además de tener pesadillas. La niña pareció sana, inteligente y radiante en el consultorio. Durante la consulta, fue difícil equilibrar lo que el padre me dijo sobre su hija (él estaba separado de la madre, y veía a su hija los fines de semana y los días festivos) y lo que pude aprender de la niña en sí.

Empecé a pensar que había un problema de abandono en su interior, causado por el rompimiento de la relación de sus padres cuando tenía tres años de edad, y sentí que *Pulsatilla* era el remedio correcto para ella. Le pregunté con suavidad cómo se sentía cuando iba a casa después del fin de semana con papá. Las lágrimas se derramaron de sus ojos.

Exactamente antes del final de la sesión, mientras buscaba algo en mi *Materia Médica* y dejaba tiempo para que algo emergiera, su padre dijo: 'No sé si es importante, pero nunca pone mantequilla en su pan'. Para mí, ésta fue la última pieza del rompecabezas, demostrando concluyentemente que *Pulsatilla* era el remedio correcto y fue muy efectivo. Las personas de pulsatilla se sienten abandonadas, lloran con facilidad y se oponen al alimento graso, y les disgusta la mantequilla en especial. Esto ilustra cómo el espacio al final de la consulta permitió que emergiera el detalle crucial de la mantequilla.

> Los traumas físicos y psicológicos debilitan la fuerza vital y exponen el cuerpo a los ataques.

Caso dos

Un paciente que vino a verme fue un hombre de treinta años de edad, con un dolor ardiente en el estómago. Señaló un punto (el principio de una úlcera).

Parecía ser un adicto al trabajo, con dos empleos y el hábito de *apresurarse* de un lugar a otro. El hombre era muy extrovertido (incluso demasiado) y me contó indiscreciones sexuales íntimas unos cuantos minutos después de llegar a la consulta. Me pregunté por qué trabajaba tanto y al sondearlo descubrí que se *sentía muy solo*, y, en consecuencia, se rodeaba de personas y actividades para esconder esto.

Tenía un *fuerte deseo de dulces* y *adoraba la sal*, una combinación común pero útil para la homeopatía. El hombre también tenía gran cantidad de miedos, en especial, *claustrofobia* y miedo a las alturas, ya que tiene el *impulso de saltar*. Tenía un sentido *ingenuo* de *generosidad*, y le gustaba ayudar a otros.

Las palabras en cursivas nos dirigen al remedio homeopático *Argentum nitricum*, que le receté y que tuvo un profundo efecto en la persona. Dejó un trabajo y dejó de apresurarse tanto; empezó a tener vida social y encontró una novia. Después de empeorar al principio, el dolor de la úlcera mejoró y después desapareció. (A menudo he visto esta transición de joven infantil a adulto después de este remedio.)

Capítulo cuatro

Homeopatía y autoayuda

Por facilidad de referencia, podemos agrupar las situaciones en que se puede emplear la homeopatía para autoayuda en tres categorías: Primeros Auxilios, Enfermedad Aguda y Trauma Emocional.

Recomiendo que empieces probando tus destrezas en los Primeros Auxilios. Después de que hayas logrado algo de conocimiento y comprensión de la homeopatía, puedes intentar el tratamiento de enfermedades agudas. Los traumas emocionales necesitan la ayuda de un homeópata profesional o más información, y no debes intentar tratarlos sin ésta.

> En homeopatía, la única área de específicos (administrar un remedio para una molestia o incidente, no para toda la persona) es Primeros Auxilios.

La mayoría de las personas responde de la misma forma en accidentes y emergencias. En todas las demás situaciones, el homeópata considera un caso y receta según la reacción única del individuo a la causa de una condición o enfermedad.

Remedios de primeros auxilios

A menos que se indique algo distinto, la dosis, cuando un remedio se ingiere en forma de tableta, es siempre 6c.

Árnica (dorónico)
Magulladuras

Ningún hogar (o bolsa de mano) debería estar sin *Árnica*. Siempre llevo un poco conmigo cuando salgo de casa, ya que a menudo es el primer remedio para emplear en caso de un accidente físico con magulladuras. Funciona bien con lesiones de las partes blandas del cuerpo: los músculos y la carne.

Para: conmoción, con magulladuras (ve también *Bellis perennis*), magulladuras y torceduras (ve también *Ruta*), torceduras musculares, hemorragia, después de cirugía (toma antes y unos cuantos días después), después de ataques de apoplejía y accidentes cerebrales, concusión, extracciones dentales, pérdida de la vista o la audición después de una lesión craneal, magulladuras en los senos (ve también *Conium*), músculos cansados después esfuerzos, alumbramiento, ya que promueve el parto, alivia el dolor y ayuda a controlar la hemorragia.

La persona que necesita *Árnica* está:

Peor por: tacto, movimiento, frío húmedo.
Mejor por: recostarse con la cabeza baja.

Ejemplos de usar *Árnica*:

1. Estaba pasando el fin de semana con unos amigos. A media tarde, su hijo de seis años de edad fue llevado a la casa por su hermano mayor. Estaba llorando y gritando con dolor y conmoción por haberse caído en grava cortante mientras corría, y sus piernas estaban muy rozadas. Unos cuantos minutos después de que le diera *Árnica* había olvidado la caída y estaba jugando de nuevo. Al día siguiente, no eran visibles magulladuras y las cortadas estaban curándose rápidamente.

2. Quedé atrapado con una pierna en las riendas de un caballo desbocado y me arrastró de la pierna por 15 metros más o menos sobre mi espalda. ¡Claramente quedó más larga esta pierna que la otra! Usar *Árnica* de inmediato acabó con el trauma (y la osteopatía de inmediato corrigió la estructura). El *Árnica* es muy útil antes de usar osteopatía o manipulación quiropráctica para una lesión a la estructura, acaba con el trauma, de manera que luego se pueda realinear con facilidad. De nuevo, acelera la recuperación.
3. Me vi envuelto en un accidente automovilístico, me golpearon de lado. Quedé inconsciente por el impacto en el lado de la cabeza. En el hospital tomé *Árnica*, después *Hypericum*, y me recuperé de manera rápida y completa, aunque fue un accidente grave.

Hypericum (hierba de San Juan)
Lesiones en nervios y columna vertebral

Hypericum es un remedio para lesiones, en especial de nervios y columna vertebral. Su sello es la cualidad punzante y aguda de los dolores; suben por la extremidad desde la herida.

Para: laceraciones (heridas dentadas), dedos aplastados de pies y manos, lesión a partes ricas en nervios (lengua, dientes, ojos, genitales, etc.), fracturas compuestas, caídas sobre el coxis, dolor en el coxis después del parto, lesiones a cualquier parte de la columna vertebral, dolor de dientes, dolor de extremidades fantasmas (que sufren los amputados).

La persona que necesita *Hypericum* está:

Peor por: humedad, neblina, frío, movimiento, tacto.
Mejor por: doblar la cabeza hacia atrás, recostarse de frente, frotamiento.

Ledum (té de pantano)
Heridas que perforan la piel

Por lo general, es el remedio para accidentes como heridas de perforación. También impide la sepsis en la mayoría de estos tipos de lesiones y si se administra lo bastante pronto, junto con *Hypericum*, previene el tétanos. Las píldoras y la tintura de *Ledum* son un imperativo en tu equipo de primeros auxilios homeopático. Puedes emplear la tintura, unas cuantas gotas diluidas en un poco de agua hervida, para limpiar heridas, o en cataplasmas como vendajes. La tintura, pura, es apropiada para mordeduras inflamadas de insectos, en especial, de pulgas. *Ledum* también es un remedio para magulladuras graves con decoloración oscura, en las que *Árnica* no es lo bastante efectiva.

Para: heridas penetrantes: astillas, pararse en clavos, mordeduras de gato, etc., torceduras, en especial de las extremidades inferiores, con magulladuras y efusión de líquidos, decoloraciones púrpuras e hinchazón, ojos morados por magulladuras directas, mordeduras y picaduras de insectos, heridas penetrantes con supuración, pie y tobillo o parte baja de la pierna hinchados o inflamados cuando hay un profundo deseo de poner el pie en agua fría o incluso helada.

La persona que necesita *Ledum* está:

Peor por: calor, emplastos calientes, la noche.
Mejor por: emplastos fríos, hielo, etc.

Ruta (ruda)
Torceduras

Este remedio es especialmente útil para lesiones deportivas y dolores causados por trabajo físico, como jardinería y el trabajo.

Para: músculos dañados, tendones rasgados o dislocados, inflamación de los ligamentos, articulaciones de rodilla y muñeca, bursitis de la rótula, codo de tenista, magulladuras y patadas en las espinillas, lesión por tensión repetitiva, fatiga visual, rigidez de ojos causada y que empeora por hacer trabajo delicado, lesiones al tejido conectivo, tendones y periostio (cubierta externa de los huesos), torceduras, esguinces o distensiones de articulaciones que producen dolor con entumecimiento y magulladuras.

La persona que necesita *Ruta* está:

Peor por: aire frío, agacharse, esfuerzo.
Mejor por: calor, recostarse de espaldas.

Symphytum (consuelda)
Huesos rotos

La consuelda crece silvestre en algunas partes de las Islas Británicas, y la han empleado herbolarios y médicos por siglos.

Para: fracturas, agudas y donde no hay unión, lesiones en el periostio y el hueso con dolor persistente mucho después de la lesión, lesiones en los glóbulos oculares y hueso que los rodea (periostio orbital) causadas por instrumentos romos (ve también *Árnica* y *Ledum*).

Tratamiento para un hueso roto: Primero administra *Árnica*, cada una a cuatro horas, hasta que pase la conmoción (por lo general, veinticuatro horas), después administra *Ledum* para ayudar a reducir la magulladura, tres veces al día (por cerca de tres a cuatro días), emplea *Ledam* para ayudar a reducir la magulladura, tres veces al día (por cerca de tres a cuatro días); administra *Symphytum* tres veces al día hasta que el hueso se fije y repare. También puedes beber té de hojas de consuelda.

Urtica urens (ortiga urticante)
Quemaduras

Para: quemaduras, alivio de las picaduras de la ortiga urticante.

Tratamiento: Si ya se ha formado una ampolla, ten cuidado de no romperla y aplica *Urtica urens* localmente. Añade veinte gotas de tintura a una taza grande con agua y utiliza el líquido para remojar una gasa que sea lo bastante grande para cubrir toda el área; cubre con lino, algodón y vendaje.

Utiliza este remedio como píldora para aliviar el dolor. Repite la dosis siempre que vuelva el dolor.

Para quemaduras de primer grado y de segundo grado que no sean muy extensas: Usa *Urtica urens* en forma externa e interna.

Para quemaduras de segundo grado: Usa *Cantharis* o *Causticum* ingerido para el dolor de las quemaduras cuando *Urtica urens* no es suficiente, usa loción y ungüento de *Calendula* conforme la piel empieza a crecer sobre el área dañada. Usa ungüento de *Urtica urens* para picaduras de ortiga.

Puedes hacer *Urtica urens* por ti mismo con la ortiga urticante. Escoge algunas hojas, ponlas en una cacerola con una taza de agua; hierve a fuego bajo por cinco minutos, enfría, remoja una gasa en la mezcla y cubre la quemadura.

Calendula officinalis (calendula)
Cortadas y rozaduras

Calendula inhibe el crecimiento de las bacterias, puede invertir el proceso de sepsis e infección y acelerar el proceso curativo. Cómprala como tintura para diluir en agua y como ungüento. Mantén ambos en tu equipo de primeros auxilios, ya que uno puede ser más apropiado que el otro, dependiendo del tipo de herida que se está tratando. El ungüento es muy calmante, efectivo y trabaja con rapidez. Emplea *Calendula* en lugar de antisépticos.

Para: limpiar heridas sucias, cuando cambias un vendaje (tintura), para curar todo tipo de cortadas, rozaduras, piel rajada, manos agrietadas y pequeños puntos infectados (ungüento).

Hepar sulph (sulfato de calcio)
Heridas sépticas

Este remedio acelerará la supuración en heridas sépticas llenas de pus y que son sensibles al tacto, también elimina el dolor agudo.

Para: heridas sépticas llenas de pus que son demasiado dolorosas o difíciles de limpiar.

La persona que necesita *Hepar sulph* está:

Peor por: corrientes frías, invierno, recostarse sobre la parte adolorida.

Mejor por: calor, clima húmedo.

Silicea

Para: abscesos persistentes.

Pyrogen

Para la sepsis este remedio es mejor que un antibiótico y también funciona más rápido.

Para: fiebre séptica después del parto, cuando la placenta se ha extraído pero parte quedó pudriéndose, heridas sépticas, como mordeduras de gato, que produzcan rayas rojas o rosas que suben por brazo o pierna.

Secale

Para: congelación y gangrena.

Bellis perennis (margarita)
Contusiones internas repetidas

Este remedio es el indicado en traumas, aunque con menos frecuencia que *Árnica* y es similar en muchos aspectos. (Si *Árnica* a menudo parece no ayudar a un paciente, entonces se debe considerar *Bellis perennis*.)

Para: contusiones internas (la cabeza del bebé en el útero presionando los nervios ciáticos), ciática, torceduras, magulladuras (sensaciones de dolor y contusión), laceraciones o incisiones con hemorragia, después de cirugía y contusiones del tronco del cuerpo para el dolor y acelerar la recuperación.

La persona que necesita *Bellis perennis* está:

Peor por: calor de la cama o baño caliente, enfriamiento.

Mejor por: movimiento continuo, aplicaciones frías.

Los primeros auxilios también requieren vendajes y procedimientos quirúrgicos. Asiste a un curso convencional de primeros auxilios y compra un buen libro de autoayuda para familiarizarte con los procedimientos correctos.

Enfermedad aguda

Esta sección es sobre remedios homeopáticos útiles para enfermedades a corto plazo que surgen rápidamente de causas externas obvias, a lo que se llama enfermedades agudas. Sin embargo, existen dos tipos de situaciones en que parece haber una de estas enfermedades y sólo una es en verdad aguda. Es necesario separar ambas condiciones.

La enfermedad aguda más común es cuando 'pescas' algo: influenza, catarro, un virus, garganta irritada, fiebre, tos, envenenamiento por alimentos, resaca, una reacción alérgica, etc. En estos casos, existe un fuerte origen externo del problema.

Sin embargo, existen muchas enfermedades agudas aparentes que no son agudas en lo absoluto, sino brotes de un problema subyacente. Por ejemplo, algunos dolores de cabeza, algunas reacciones alérgicas, herpes, asma, ataques, epilepsia, diarrea sin causa y fiebre recurrente, todos tienen una causa interna. Mientras que el brote de las enfermedades agudas de una causa interna puede ser grave y necesitar alguna forma de primeros auxilios inmediatos (un ataque de asma, por ejemplo), el tratamiento agudo y la cura a largo plazo necesitan ayuda homeopática profesional.

Consideraré aquí sólo enfermedades agudas simples con causas externas obvias, y no de la enfermedad aguda aparente, producto de un brote de una enfermedad interna a largo plazo.

Opciones de remedio

Muchas personas responden a enfermedades agudas externas de acuerdo a su remedio según la constitución, y cualquiera de estas enfermedades que contraigan requiere remedios que se relacionen con su constitución.

Por ejemplo, las personas de *Calcarea carbonicum* a menudo tienen enfermedades agudas que se pueden curar con *Belladonna*; las personas de *Natrum mur* tienen enfermedades agudas que se pueden curar con *Bryonia* e *Ignatia*; los tipos de *Sulphur* tienen enfermedades agudas que se pueden curar mediante *Arsenicum;* los tipos *Silicea* tienen enfermedades agudas que se pueden curar con *Pulsatilla,* etc. Por lo tanto, cuando tienes buenos resultados con un remedio, toma nota de él.

Sin embargo, mientras lo anterior puede ser verdad, es importante considerar los síntomas con cuidado, ya que son la única guía verdadera para el remedio apropiado.

Remedios para enfermedades agudas

Aconite (acónito)
Enfermedades agudas de ataque repentino, conmociones mentales y físicas

Es una planta que crece en lugares elevados de las montañas y alivia la exposición a frío severo, o la respuesta a un evento traumático, como presenciar una muerte repentina. Este remedio es apropiado para enfermedades agudas en que los síntomas empiezan en minutos u horas, no días, después del suceso (ve *Gelsemium* y *Bryonia*).

Signos y Síntomas: enfermedades que empiezan con una conmoción, un enfriamiento o un miedo repentinos, y van acompañadas por un gran miedo a la muerte, fiebre causada por enfriamiento o conmoción, tos tipo difteria (ve más adelante). En la fiebre, la cara está caliente y ruborizada o mortalmente pálida, con una mirada muy ansiosa, seca y ardiente (ve *Belladonna*), sin embargo, friolento con el más leve movimiento, y sed, inquietud, y escalofríos que se alternan con calor. Garganta roja, seca y constreñida. Dolor de cabeza caliente, y puede deberse a insolación. Cualquier tos puede ser ronca, seca y como de difteria. La tos tipo difteria es una tos infecciosa que puede pasar por la familia, de un miembro a otro, tiene una etapa seca, una húmeda, y una sofocadora, el peor momento es alrededor de la medianoche.

Tratamiento para tos tipo difteria: Aconite para la etapa seca, *Hepar sulph* para la etapa húmeda (cuando hay mucha mucosidad en los pulmones), y *Spongia* para la etapa sofocadora (cuando es como respirar a través de una esponja).

Aesculus hippocastanum (castaña de indias)
Hemorroides

Este remedio es bueno para hemorroides, en la que después de tensarse por mucho tiempo y a menudo para que salgan los excrementos, se presenta dolor intenso en el ano por horas, y una sensación de estar lleno.

Signos y Síntomas: hemorroides (venas hinchadas en el ano), ve también *Nux vomica* y *Sulphur*.

Collinsonia

Signos y Síntomas: hemorroides en el embarazo.

Hamamelis

Signos y Síntomas: peso, despellejamiento y ardor en el recto, hemorroides que sobresalen y sangran profusamente, venas duras, enmarañadas y con dolor.

Allium cepa (cebolla morada)
Fiebre del heno

La fiebre del heno a veces se trata como enfermedad aguda. Cuando cortas cebollas, hacen que te den comezón los ojos y producen lágrimas; este remedio es para la fiebre del heno que produce síntomas similares. Es importante al tratar la fiebre del heno no impulsarla a ser más profunda. Si tomas cualquier medicina (homeopática o de otro tipo) y los síntomas de fiebre de heno se reducen pero tu pecho, respiración o garganta presentan síntomas que no tenías antes, estás haciendo más profundo el problema y debes dejar de tomar el remedio de inmediato. Prueba algo diferente o consulta a un homeópata. Los síntomas nuevos son un signo de que el remedio está definitivamente equivocado, no son sólo 'efectos secundarios'.

Signos y Síntomas: la fiebre del heno que produce lágrimas profusas mientras la secreción de la nariz hace que enrojezca la piel y arda, el fluido sale de la nariz en grandes cantidades, la agravan las flores.

Otros remedios para la fiebre del heno son los siguientes:

Euphrasia (eufrasia)

Signos y Síntomas: fiebre del heno y síntomas que incluyen secreción nasal suave, lágrimas profusas, ojos enrojecidos, con comezón y escozor, y que parpadean intensamente.

Wyethia

Signos y Síntomas: fiebre del heno y enorme comezón en nariz, garganta y paladar; la lengua rasguña el paladar.

Arundo

Signos y Síntomas: fiebre del heno y síntomas como salivación excesiva.

Arum triphyllum

Signos y Síntomas: fiebre del heno y labios muy adoloridos y agrietados, boca enrojecida con ronquera; peor en el lado derecho.

Sabadilla

Signos y Síntomas: fiebre del heno y síntomas como estornudos persistentes y violentos, peor con olores y perfumes.

Sanguinaria

Signos y Síntomas: fiebre del heno y síntomas como sensibilidad al olor de flores y polen; del lado derecho, escozor.

Por lo general, el remedio según la constitución, como *Pulsatilla* o *Arsenicum*, es mejor, aunque no siempre, para la fiebre del heno, un remedio de estos la curará totalmente si la base es por constitución. Es la curación más satisfactoria y se necesita ayuda profesional.

Arsenicum
Envenenamiento por Alimentos

Las personas *Arsenicum* tienen miedo a morir (pero no con tanta urgencia como los tipos de acónito) con inquietud intensa y que empeoran a la 1 A. M. Lo que sea que esté mal es probable que arda, lo cual por lo general mejora con calor; así, un ardor interno que mejora con bebidas calientes, o un dolor ardiente que mejora sentándose en el radiador, es *Arsenicum* clásico.

Signos y Síntomas: envenenamiento por alimentos, gran debilidad repentina por causas triviales, ardor como fuego, gran ansiedad respecto a la gravedad de la molestia, muy exigente de compañía y aire fresco, gorgoteo en el esófago cuando bebe, diarrea con frío, debilidad y quizá vómito.

Dosis: Potencia de 200c, aunque a menudo será suficiente el uso frecuente de 6c.

Otros remedios para el envenenamiento por alimentos son los siguientes:

Veratrum album

Signos y Síntomas: síntomas similares a los anteriores, pero con mayor intensidad y menos angustia.

Dosis: Potencia de 200c, aunque a menudo será suficiente el uso frecuente de 6c.

China y carbo veg

(Ve la pág. 48.)

Signos y Síntomas: estimulantes para después del envenenamiento por alimentos.

Belladonna (belladona)
Fiebre alta

Éste es el remedio número uno para fiebre alta.

Signos y Síntomas: fiebre alta, en la que las temperaturas alcanzan los 40º C (104º F) con calor intenso dentro y fuera, dolor de oídos cuando el niño llora en sueños, es peor con el ruido y con boca caliente y garganta roja e inflamada, más hacia el lado derecho; insolación, calor con escozor, piel roja brillante, resequedad sin sed o ésta en raras ocasiones, algo de miedo (menos que en las personas de Acónito), punzadas, congestión, en el lado derecho, con poco o nada de sudor (quizá sólo en la frente), pupilas dilatadas, mirada fija, delirio... incluso fuertemente delirante con alucinaciones, manos y pies fríos con el resto del cuerpo muy caliente, sensibilidad excesiva al ruido y la luz, por lo general, peor a las 3 P. M., y después de la medianoche (ten en mente que las fiebres por lo general llegan a su punto máximo al anochecer y en la primera parte de la noche, y duran por dos días, son un signo saludable de que está funcionando la habilidad autocurativa del cuerpo).

Otros remedios para fiebre alta son los siguientes:

Stramonium/opium

Se indican estos remedios cuando la fiebre es alta y está unida a extremidades frías y cabeza caliente. Emplea *Stramonium* cuando hay menos calor en la fiebre y más espasmos y delirio; utiliza *Opium* cuando las pupilas de los ojos están contraídas.

Bryonia (lúpulo silvestre)
Dolor empeora con cualquier movimiento

Una indicación clave para las personas de Bryonia es que odian todo movimiento cuando tienen una enfermedad aguda, y no desean que los molesten para nada. Estos pacientes son fáciles de cuidar ya que desean que se les deje solos. *Bryonia* es el mejor remedio para enfermedades agudas del pecho, siempre que exista resequedad de las membranas mucosas. Estas personas necesitan beber mucho, con largos intervalos entre bebidas, ya que incluso beber los molesta.

Signos y Síntomas: pleuresía (cuando se seca el fluido lubricante de la pared pulmonar), inicio lento, fiebres ligeras de alrededor de 38.5º C (101º F), dolor de huesos rotos (se necesita alta potencia), después de usar *Árnica* para lesiones de articulaciones si ésta no funciona, dolor fuerte de cabeza, que mejora al cerrar los ojos (el paciente se sostiene la cabeza), tos dolorosa (el paciente se sostiene la parte adolorida), dolor agudo en el pecho, que por lo general empeora a las 9 P. M., empeora al levantarse, encorvarse, con la tos, con la respiración profunda, al tacto, al comer y al hablar; es mejor recostarse en la parte adolorida y con vendajes, ya que se restringe el movimiento.

Carbo veg

Este remedio se conoce comúnmente como el resucitador de cadáveres.

Signos y Síntomas: envenenamiento por alimentos que abate a la persona (ve *Arsenicum*), enfermedad aguda debilitante, exposición grave, después de casi ahogarse, el paciente está aparentemente muerto para el mundo y sin reacciones, extremadamente débil, flatulento, desea aire fresco, desea que se encienda el aire acondicionado, aunque esté lívido, muy frío y colapsado.

Chamomilla (manzanilla)
Dentición

Este remedio es principalmente para niños a los que están saliendo los dientes, aunque no es una panacea, y existen otros remedios para esto. Una indicación clave de que el niño necesita *Chamomilla* es cuando te sientes distraído por su estado. Por lo general, el niño se queja muchísimo y es imposible que satisfacer.

Nota: Todos los casos de dentición pueden presentar fiebre, irritabilidad e insomnio.

Signos y Síntomas: dentición, dolor de oídos, dolor de estómago, problemas causados por el enojo, loco de dolor, una mejilla caliente, la otra pálida y fría, quiere ser y es mejor que lo carguen, quejidos, dolor de oídos, hinchazón, calor que hace que el bebé se desespere, peor en la noche, transpiración, excrementos color verde pasto que puede oler a huevos podridos.

Otros remedios para la dentición son los siguientes:

Kreosotum

Signos y Síntomas: dentición con inquietud, enojo, voluntarioso, obstinado, caries rápida de dientes.

Kali bromatum

Signos y Síntomas: dentición con miedo y ansiedad en la noche, terrores nocturnos con bizqueo, no reconoce a nadie.

Apis

Signos y Síntomas: dentición con encías rojas y brillantes, hinchadas como por picadura de abeja, chillidos.

Terebinthina

Signos y Síntomas: dentición con ataques de ira, lengua brillante, vientre enorme, excrementos verdes, gusanos.

Rheum

Signos y Síntomas: dentición con olor muy fuerte y rancio, chillidos.

Phytolacca

Signos y Síntomas: dentición en que muerde duro algo para aliviar el dolor, debe mantener unidos los dientes, dentición lenta, llanto.

Mercurius, natrum mur, silicea

Signos y Síntomas: dentición con salivación excesiva.

Cina

Signos y Síntomas: muy irritable, rechina los dientes, gritos, enojo, feo, quiere acunarse, dolor tan repentino que se sobresalta, se pone rígido por el dolor, empeora cuando lo ven, apetito variable, susceptible en extremo, quiere que lo carguen sin razón, las caricias no tienen efecto, tira golpes, arroja objetos, una exageración general de la conducta de los niños de *Chamomilla*.

Coca (planta de coca)
Miedo a las alturas

Las hojas de coca son masticadas por los indígenas de los Andes. Producen vigor excepcional y gran resistencia, incluso con mala nutrición y falta de sueño. Las personas son capaces de viajar grandes distancias a pie en las montañas y de sostenerse a grandes alturas al tomar Coca. La 'montaña' puede ser psicológica, espiritual o física, ya que bajo la influencia de la Coca, las personas alcanzan planos más elevados de existencia, experimentan hermosas visiones y alcanzan la conciencia de lo sublime. Por lo tanto, se usa, y como es adictivo, algunos abusan de ella.

Signos y Síntomas: mareo por altura o viaje en globo, vértigo, respiración difícil, cansancio.

Nota: Si la Coca no funciona, usa *Arsenicum*.

Cocculus (tizón indio)
Malestar de viaje

Signos y Síntomas: Malestar por viajar en autos, botes, etc., pérdida de sueño por cuidados nocturnos, turnos nocturnos, etc., desvanecimiento por falta de sueño y viajar, náusea con sólo ver la comida. Este remedio es apropiado para niños y adultos sensibles, introspectivos y afectuosos.

Otros remedios para malestar por viajar en auto son los siguientes:

Petroleum

Signos y Síntomas: debe reclinarse por la sensación de estar mal, como si estuviera enfermo, teme que la muerte está cerca, dolor en la parte posterior de la cabeza.

Sepia

Signos y Síntomas: aversión a la familia, irritable, se ofende con facilidad, es mejor dejarlo solo, sensación repentina de debilidad, pesadez, sensación de vacío que no mejora al comer, mareo, oscuridad en la visión.

Otros remedios para el mareo son los siguientes:

Nux vomica

Signos y Síntomas: desvanecimiento y momentos de inconsciencia, sensación de resaca, gran irritabilidad, náusea y vómito, sabor amargo en la boca, hipo, deseo de vomitar, pero no poder hacerlo, sensibilidad excesiva a todo, vértigo.

Tabacum

Signos y Síntomas: sensación desagradable de estar hundiéndose en el hueco del estómago, vértigo al levantarse o mirar hacia arriba, mejora en la cubierta con aire fresco y frío, y después de vomitar, ansiedad.

Staphisagria

Signos y Síntomas: se ofende con facilidad, enojo oculto y sonríe dulcemente.

Tratamiento: Trata de emplear el remedio antes y durante el viaje, cada media hora si es severo, o cada vez que te sientas mal de nuevo. Cambia a otro remedio si después de unos cuantos intentos no funciona.

Colocynthis (pepino amargo)
Dolor severo, cólico

Los síntomas que se pueden tratar con *Colocynthis* a menudo son causados por enojo y frustración. Cuando trates a un bebé rebelde con cólico con este remedio, es mejor tratar a los padres también, ya que el niño puede estar enfermo en respuesta a problemas internos que aún no pueden expresar.

Signos y Síntomas: dolores de los nervios, como ciática, neuralgia (dolor de la cabeza o la cara), dolor de los ovarios, cólico, sensación de estar atrapado en un vicio, dolores violentos, de calambres, que irradian, penetrantes, agobiantes, punzantes, estrujantes y taladrantes, que hacen que el paciente se retuerza, grite y se encoja, dolores que mejoran con presión fuerte, como encogerse, calor, dolor en ondas, antes de excremento semejante al de la disentería.

Nota: Se pueden esperar estos síntomas al comer algo muy amargo, lo que claramente demuestra los principios homeopáticos de ensayo y de que lo semejante cura lo semejante.

China (corteza peruana)
Querer ser cargado

La quinina se extrae de la corteza peruana y *China* es muy útil para personas supuestamente curadas de malaria, que sin embargo tienen poca energía, o cuando un padre tuvo malaria.

Signos y síntomas: querer ser cargado después de una pérdida excesiva de sangre, envenenamiento por alimentos (ve más atrás), después de perder otros fluidos del cuerpo, como diarrea (en especial, por comer pescado echado a perder) y secreciones y supuraciones de larga duración (pus a largo plazo), después del parto, cuando se presenta pérdida excesiva de sangre, malaria, cansancio, debilidad, sensibilidad extrema, en especial al ruido, la luz y el dolor, apatía.

Crataegus (bayas de enebro)
Corazones débiles

Este remedio es un gran tónico cardiaco para las personas de edad avanzada. Se dice que actúa como solvente para depósitos de las arterias y el corazón (sin efectos secundarios) y en general, sirve para mejorar la actividad del corazón.

Tratamiento: Cinco gotas en un vaso de agua tres veces al día por varios meses con el fin de lograr un efecto a largo plazo.

Gelsemium (jazmín amarillo)
Gripa, ataques de pánico

En enfermedades crónicas, el *Gelsemium*, es para personas que sufren pánico y necesitan el excusado.

Signos y síntomas: gripa, ataques de pánico, sensación de gran pesadez, tus párpados se sienten como si necesitaran algo para mantenerse abiertos, fiebre y escalofríos que se siguen una a otro, virtualmente nada de sed, adormecimiento enorme. (Si tienes gripa y estás demasiado somnoliento incluso para levantar la mirada y buscar qué remedio emplear, el *Gelsemium* es quizá lo que necesitas. ¡Así que recuerda este hecho sobre la gripa!), mejora por orinar profusamente, inicio lento de los malestares.

Otros remedios para la gripe son los siguientes:

Bryonia

(Ve arriba.)

Eupatorium perfoliatum

Signos y síntomas: dolores violentos, gran inquietud por los dolores, sin embargo deseas estar inmóvil.

Baptisia

Signos y síntomas: músculos adoloridos y pesados, postración rápida, la cama se siente demasiado dura, sin embargo, estás demasiado débil para moverte, olores pútridos, el cuerpo se siente como si estuviera en pedazos, pareces bebido, somnoliento, estúpido y lánguido.

Nux vomica

Signos y Síntomas: irritable, escalofríos, no puedes soportar que te destapen, peor con el movimiento.

Pyrogen

Signos y Síntomas: dolor con contusiones, secreciones muy ofensivas, la transpiración no reduce la fiebre, el frío se siente en los huesos, temperatura que oscila rápidamente, pulso que se mueve en oposición a la fiebre.

Árnica

Signos y Síntomas: dolor y molestias por todas partes. (Ve Primeros Auxilios, páginas 33 a 35.)

Otros remedios para ataques de pánico son los siguientes:

Aconite

Signos y Síntomas: expectativa instantánea de muerte.

Argentum nit

Para personas que se anticipan a todo, que impulsivamente se apresuran a enfrentar fechas límites imaginarias.

Opium

Signos y Síntomas: somnolencia.

Stramonium

(Ve más adelante.)

Ignatia (frijoles de San Ignacio)
Pesar, desilusión amorosa y pérdida

Ignatia es el remedio principal para pesar fuerte, en especial para ayudar a impedir que una persona vieja que ha perdido su pareja muera de pesar por su cónyuge. *Ignatia* aceita las ruedas del mecanismo de pesar, y hace que salgan las lágrimas.

Signos y síntomas: pesar agudo después de la muerte de alguien cercano, desilusión en el amor (en especial, para personas jóvenes cuyo primer amor no ha funcionado), que responde mal a que lo consuelen, que cree que es mejor no hablar al respecto, que lo medita en silencio, que se enferma, que suspira sin cesar, que no desea comer frutas.

Otros remedios para el pesar son los siguientes:

Natrum mur

Signos y síntomas: muy callado, no llora, odia el consuelo, quiere que lo dejen solo, prefiere la sal.

Causticum

Signos y síntomas: después de la muerte de un hijo, y cuando se han presentado diversos episodios de aflicción en el pasado que puede estar conduciendo a parálisis parcial o completa (pérdida de la voz, incontinencia o esclerosis múltiple).

Phos ac, opium

Signos y síntomas: pesar y somnolencia.

Gelsemium

(Ve arriba.)

Medorrhinum (virus de gonorrea)
Efectos secundarios de gonorrea o inflamación no específica de la uretra

Es un remedio de acción profunda que se hace con gonorrea. Cualquiera que ha tenido gonorrea o inflamación no específica de la uretra reconocerá sus efectos. Si los síntomas recurren de manera espontánea después del tratamiento inicial con antibióticos, es muy probable que el paciente necesite este remedio. De otra manera, se enfermará cada vez más. Este fenómeno tan común necesita una erradicación completa mediante el uso de este remedio, pero sólo mediante receta de un homeópata profesional.

Tuya, ácido nítrico

Signos y síntomas: cuando una persona tiene verrugas adquiridas por contacto sexual con otra persona, incluso si se quemaron por láser u otro tratamiento.

Nota: Una vez que las verrugas han arraigado, están en el sistema y lentamente causarán daño. Esas verrugas requieren ayuda profesional y diestra.

Lachesis, lycopodium, mercurio
Garganta irritada

La garganta irritada puede ser una enfermedad aguda, pero a menudo es el resultado de un problema interno crónico. Existen numerosas características distintivas para las gargantas irritadas, algunas se exponen más adelante, indicando el remedio adecuado. Toda garganta irritada está adolorida y enrojecida.

Lycopodium

Signos y Síntomas: garganta irritada que va de derecha a izquierda, o permanece en el lado derecho, empeora después de dormir y con bebidas frías.

Lachesis

Signos y Síntomas: garganta irritada que pasa de izquierda a derecha, o comienza o permanece en la izquierda, empeora al tragar y con las bebidas calientes, garganta muy sensible al tacto, dolor que se extiende hasta el oído, la persona se siente detrás o encima de sí misma.

Lac canninum

Signos y síntomas: garganta irritada que oscila de uno a otro lado frecuentemente, la persona se siente detrás o encima de sí misma.

Mercurio

Signos y Síntomas: aumento de la salivación que el paciente puede tragar, sabor metálico en la boca, el dolor se extiende al oído al tragar, empeora al anochecer.

Otros remedios para garganta irritada son los siguientes:

Aconite

Belladonna

Nux vomica
Resaca

Signos y Síntomas: Resaca.

Phytolacca (grana)
Inflamación del seno (mastitis)

Este remedio para la mastitis (en humanos y animales) se demostró convincentemente en la televisión de la BBC. Se administró *Phytolacca* a la mitad de una manada de ochenta vacas (unas cuantas gotas al mes en el bebedero) y a la otra mitad antibióticos, que estaban enfermas de mastitis. La incidencia de la mastitis difirió de diecinueve a una (y ésta se debió a lesión) en seis meses.

Signos y síntomas: mastitis, pezones inflamados.

Otros remedios para mastitis son los siguientes:

Belladonna

Signos y Síntomas: enrojecidos, calientes y con ardor; muy sensibles al tacto.

Bryonia

Signos y Síntomas: demasiado dolorosos para moverse en lo absoluto, pezones inflamados.

Silicea, lac canninum, pulsatilla

Signos y Síntomas: dolor mientras amamanta.

Urtica urens

Signos y síntomas: leche de pecho insuficiente o excesiva.

Nota: Consulta a un profesional para estos problemas, pero prueba *Urtica urens* como primer paso (ve la página 38).

Stramonium (baya de espino)
Trauma del nacimiento

Es un remedio especialmente para el trauma del nacimiento cuando el bebé se retrasa en la segunda fase del alumbramiento. Puede presentarse sofocación, y el bebé tendrá mucho miedo a morir. Tiene terror de morir, pánico y después nace. Si un bebé así no se une de inmediato a su madre, el terror continuará. Puede despertarse después con terror nocturno, o como adolescente o adulto, tener miedo de salir y también de estar solo, en especial durante la noche, o incluso llegar a la esquizofrenia. Por lo tanto, se deben evitar las separaciones después de cualquier nacimiento siempre que sea posible. Si hay una separación inevitable, busca ayuda homeopática profesional tan pronto como sea posible. También es aún más importante dar el pecho en estas circunstancias.

Signos y Síntomas: trauma de nacimiento, terror a morir, pánico antes del nacimiento, sueños de lugares húmedos y peludos, una luz al final del túnel y sobre el Arca de Noé, deseo de luz, miedo al agua, a ahogarse, a sofocarse o a túneles, claustrofobia, una fuerte sensación de aislamiento, abandono.

Los remedios para terrores nocturnos son *Kali bromatum* y *Calc carb*.

Sulphur
Erupciones de la piel

Las erupciones de la piel son molestias crónicas en general, y si se inhiben causan asma, trastorno de atención e incluso convulsiones, todo lo cual se debe tratar profesionalmente. Se debe evitar el medicamento cortisona, que por lo general receta el médico, ya que puede conducir a problemas peores en el futuro. No te autorecetes sulphur, ve con un homeópata profesional.

Tuya (arbor vitae)

Este remedio es benéfico para muchas personas de edad avanzada que recibieron la vacuna de la viruela.

Signos y Síntomas: antídoto para los efectos de la vacuna de la viruela, verrugas (que pueden eliminarse, dejando manchas blancas duraderas), reservado, deseo, empeora con las cebollas o las odia.

El tratamiento de la enfermedad aguda

> Para evaluar los casos agudos, no estás buscando un diagnóstico o los síntomas comunes de enfermedad, sino más bien cómo está respondiendo la persona a la enfermedad.

Es importante ver más allá de los síntomas a la forma en que el paciente está reaccionando. El manejo del caso agudo es más bien fácil. Necesitas prestar atención a lo obvio y ser preciso. La fiebre alta es fiebre alta, pero mídela para estar seguro. 40º C (104º F) es alta, pero 39º C no lo es.

Pregunta al paciente lo que está mal, logra que lo describa *en detalle*, después considera qué es inusual en esta situación. A menudo, el paciente no se puede expresar, así que necesitas observarlo con cuidado y tomar en cuenta cualquier idiosincrasia. Discute su actitud a la sed, el alimento, los movimientos, los deseos, las aversiones y el juego, ¿qué es diferente de lo normal?

¿Qué sucede con la transpiración, el olor, el calor, el frío, la luz, la oscuridad, recostarse, sentarse, estar inquieto, inmóvil, posición en que se recuesta, secreciones, olor de la orina (algo fácil con bebés), excremento? Haz una lista de lo obvio. Cree en lo que ves, oyes, hueles y sientes. Confía en tus instintos, en especial cuando encuentras que normalmente son confiables.

Apoyo de tu médico

Si estás preocupado, visita a tu médico y averigua qué está mal. Sé firme discretamente, cuando te digan palabras y diagnósticos médicos complejos, no temas preguntar lo que significan. El doctor puede mencionar posibles consecuencias graves, pero pregunta las consecuencias *probables* de la enfermedad. No te dejes asustar y aceptes prescripciones de antibióticos, antipiréticos, etc. Son un último recurso... a menudo salvan la vida, pero no curan.

¿Puedes manejarlo?

Si eres ansioso por naturaleza, en especial con respecto a los niños, compra un buen libro de medicina familiar de autoayuda y edúcate para mitigar tus miedos, o deja de autoprescribirte y visita a un homeópata profesional.

Encontrar ayuda

Si sientes que necesitas ayuda, consulta a un homeópata para ti o para tus hijos, 'regístrate en sus libros' para que entonces puedas telefonear para consejos urgentes y apoyo mientras te tranquilizas. Algunos homeópatas también tienen una clínica de urgencias para enfermedades agudas.

Averigua con tu homeópata respecto a clases para principiantes de primeros auxilios y tratamiento de enfermedades agudas. Siempre habrá algo que necesites discutir que ningún libro puede contestar con facilidad y las clases son una forma más efectiva para aprender... y también más divertida.

Obtener remedios y hacer prescripciones

La mayoría de los laboratorios químicos suministran remedios homeopáticos y son de una calidad aceptable. Las píldoras homeopáticas de comercios y laboratorios químicos son por lo general de potencia 6c, que es apropiada para la mayoría de las condiciones. Puedes comprar LM1 (mi método preferido) como alternativa de laboratorios homeopáticos especializados, pero no hay mucha diferencia entre ellos.

Utiliza las píldoras una por vez, ignorando las instrucciones en la botella. Para enfermedades agudas, prefiero usar una tableta en un vaso de agua, molida y disuelta, un trago es una dosis. (Yo utilizo LM1 de la misma forma, ve en la página 77 más información.)

Con enfermedades agudas, como dolor de cabeza, garganta irritada, dolor de oídos, fiebre, fiebre de heno, repite la dosis según se necesite, que puede ser cada cinco minutos para una fiebre muy alta, o quizá tres veces al día para fiebre de heno. La regla básica es repetir en cuanto los síntomas empiezan a volver.

En casos agudos, espero signos de curación seguros y fáciles de identificar. Pueden ser:

- irse a dormir poco después de tomar el remedio y despertarse después de un largo rato diciendo 'me siento mejor'.

- alivio de los síntomas por un tiempo seguido por un retorno (repetición).
- sentirse mejor, con el sufrimiento más localizado; en efecto: 'Estoy bien, pero mi cuerpo sufre', mientras que se refrena de decir: 'estoy sufriendo'.
- síntomas más leves que son tolerables, considerando que la persona tiene una enfermedad infecciosa.

Nota: Ausencia de apetito pero sed continua es una buena señal en la enfermedad. No des de comer cuando hay una enfermedad aguda, pero alienta al paciente a beber.

Si el remedio que escoges no funciona en un tiempo razonable (media hora en una enfermedad aguda, dependiendo de la intensidad) necesitas considerar tu prescripción de nuevo. Da los siguientes pasos:

- repite el mismo remedio si estás seguro que es correcto.
- cambia el remedio si piensas que debes hacerlo, en cuanto pienses que es lo correcto.
- no tengas pánico, en lugar de eso, busca ayuda o espera.

Consejos útiles para tener en mente son:

- en las enfermedades agudas pueden cambiar rápidamente los cuadros de síntomas, y también el remedio.
- repite un remedio que funciona por unas cuantas dosis después de la cura para prevenir recaídas.
- en enfermedades agudas, no trates desde el principio; por ejemplo, la fiebre es buena y sólo necesita ayuda si algo no marcha bien.
- entre más esperes, más seguro el cuadro de síntomas y más cierto el remedio; es fácil encontrar el

remedio equivocado si prescribes demasiado rápido; en enfermedades de niños, la etapa de fiebre aguda es el funcionamiento apropiado; sólo prescribe si no progresa, o la fiebre es demasiado fuerte; si un niño tiene sarampión, varicela, paperas o rubéola, y no aparece la erupción de la piel, el *Sulphur* hará que se produzca; si la enfermedad muestra signos de complicaciones, afectar los órganos sexuales, los ojos, etc., por lo general, *Pulsatilla* lo corregirá.
- lleva registros de lo que hagas.

Trauma emocional

Un trauma emocional, como duelo, violación, conmoción, miedo fuerte, ataque violento o encarcelamiento, puede causar graves reacciones internas, en las que se puede ayudar a la persona afectada con homeopatía. A menudo, la persona puede quedar atorada a medio camino de la recuperación del trauma, en el punto en que tiene una resonancia profunda con un trauma previo de la vida o con el condicionamiento de los padres.

Estos estados de estar 'atorado en un trauma' varían de acuerdo a la naturaleza del trauma y al individuo en que se presentan. La persona puede tener un estado agudo nuevo o puede parecer como una agravación de la constitución original, de acuerdo a su vitalidad. En este último caso se necesita el remedio de la constitución o uno relacionado.

Por ejemplo, es muy probable que una persona que se recupera de violación se encuentre con negación, miedo, terror y enojo durante la recuperación, mientras que una persona que se recupera de un duelo se concentrará más en la pérdida y en lamentarse. Un diagnóstico como el de SIDA o cáncer puede causar un trauma emocional y la negación es con frecuencia la primera etapa.

Remedios principales para el trauma

Aconite

Conmoción repentina, como una muerte o un accidente automovilístico repentinos.

Natrum mur

Negación, no dejar salir las lágrimas, es indicado por la ingestión de más alimentos salados.

Ignatia

Pesar, duelo y pérdida, no dejar salir las lágrimas sin suspirar.

Staphisagria

Ira, enojo por la violación, efectos de procedimientos quirúrgicos para mujeres, como episiotomías.

Stramonium

Terror después de ataques; bombas, etc.

Se debe enfatizar que a menudo se necesita el remedio de la constitución, lo que requiere ayuda médica.

Mi libro *Curación Emocional con Homeopatía* (ve 'Lecturas Recomendadas' en la página 139) se concentra en estos problemas en detalle.

Capítulo cinco
Cómo consultar al homeópata

Este capítulo se concentra en lo que sucede durante la consulta con un homeópata. Te llevaré a través de la forma en que abordo una entrevista con un paciente.

Abordar el caso

Abordar el caso es averiguar qué está 'mal' en el paciente y es la base de prescribir. Se le otorga gran importancia, y se le debe dedicar suficiente tiempo (al menos, una hora). Los puntos clave para abordar el caso bien son escuchar, observación, clarificación y objetividad.

Al principio, el paciente tiene una historia para relatar y es en esta etapa que el homeópata escucha mucho y habla muy poco para permitir que el paciente hable libremente. Esto es importante en muchos aspectos, pero en especial lo es para no prejuzgar el tipo de información que el paciente expone: el paciente debe fijar la agenda en una visita, no el homeópata. El homeópata hablará con el propósito de establecer una atmósfera de cooperación, en la que exista confianza y confidencialidad, permitiendo al paciente sentirse libre para discutir sus problemas más profundos. Con algunos pacientes no es difícil obtener la información necesaria, ya que hablan con facilidad y extensamente de sus problemas físicos y emocionales. Sin embargo, con personas más calladas y tímidas, es necesario establecer una relación y comenzar la entrevista con una pregunta abierta como "¿qué te trajo aquí?", y permitir que se abran gradualmente.

El homeópata busca registrar lo que el paciente dice en sus propias palabras. La homeopatía se basa en el idioma de los pacientes, en el cual a menudo se presentan claves vitales. Con pacientes que son muy callados, se necesita más destreza para sacar la información, pero de hecho, la observación 'callado' ya reduce las posibilidades del remedio. Mientras el paciente está narrando su historia, el homeópata mantiene todos sus sentidos alertas, escribiendo no sólo lo que escucha con la mayor precisión posible en cuanto a las palabras reales del paciente, sino también lo que observa y siente del paciente.

El homeópata puede deducir de sus observaciones y de la historia del paciente que éste es abierto, callado o animado, que la historia se cuenta en un discurso embotado, monótono o apresurado, en una forma avergonzada, tímida o tartamuda; si es seductora, extraña, irreal, concreta, detallista, vaga, etc. Observará la postura del paciente. ¿Está relajado en la silla o se sienta en el borde, inclinado hacia delante con avidez o echado hacia atrás?, ¿sus piernas, brazos, cabeza, manos y pies están inmóviles o están en movimiento constante y crispándose?, ¿sonríe mucho o nunca, se ríe en forma apropiada o inapropiada?, ¿está limpia, superlimpia o un poco sucia, desaseada o desaliñada? Los homeópatas anotan sus observaciones sobre textura, apariencia, limpieza, marcas poco comunes, tumores, hinchazones... existen cientos de observaciones potencialmente útiles qué hacer.

El homeópata debe ser objetivo mientras genuinamente está interesado y es amistoso con el paciente. Puede querer sentir una gran compasión por una historia trágica, un terrible sufrimiento o indignación por una obvia injusticia, lo cual es difícil de resistir. Responder y sentirse atraído daña el proceso homeopático, ya que puede deformar el cuadro verdadero de las características mente y cuerpo del paciente y, en consecuencia, impedir al homeópata que encuentre el remedio correcto. Ser objetivo y no ser crítico son cualidades esenciales para todo homeópata, estas cualidades constituyen la imagen del observador sin prejuicios, algo de lo que Hahnemann escribió extensamente y que todo homeópata lucha por lograr mediante el entrenamiento.

Yo escucho hasta que el paciente termina, después repito una pregunta, quizá: '¿algo más?', o permito una pausa definida y entonces, por lo general, dice algo más. Con mucha frecuencia, el paciente dice: 'eso es todo', y sin embargo, en unos segundos dice algo más, y después más y más. Es casi seguro que 'es todo' significa 'espera, aún hay más'. A veces, en respuesta a la pregunta, el paciente dice: 'no sé', pero después de una breve pausa, tiene la respuesta.

Un paciente primero tiene que vaciar su mente de aquello con lo que vino con el homeópata, lo que llamo 'lo que cree que está mal con él'. Luego, después de otra pausa para reflexión, pueden brotar más pensamientos internos desde su alma y reflejarse en su mente ahora vacía, ya que hay espacio para que se reciban. Entonces, el paciente habla y hace una pausa de nuevo, luego vuelve a exponer sus pensamientos, quizá varias veces. Yo llamo a este proceso lo 'que en verdad está mal'. Ya que la última información es quizá la más escondida en el paciente, a menudo es su problema central y, por lo tanto, actúa como el centro del caso.

Si el homeópata no es lo bastante consciente, detendrá al paciente. Sin embargo, yo tengo un dispositivo para asegurar esperas largas y cómodas. Trabajo en mi computadora, examinando síntomas y analizando el caso; el paciente, sentado tranquilamente mientras estoy ocupado, reflexiona más y presenta pensamientos incluso más profundos y perdidos hace mucho tiempo, lo que añado a mi información.

Una vez que he escuchado la historia del paciente (típicamente, media hora), necesito llenar los puntos que pudieron escaparse a la persona, a veces extrayendo recuerdos medio olvidados, o preguntando más sobre sus antecedentes. Estoy muy interesado en encontrar las características peculiares de la persona, y sus reacciones a la enfermedad que no explica la patología o cualquier circunstancia externa, que en realidad, la mayoría son también de su creación. Una forma útil para obtener esta importante información es pedir al paciente que exponga ejemplos detallados y reales de lo que está diciendo (eliminado la intelectualización común a mucha gente bien educada).

Otra forma es cuando llegamos al punto en que el paciente dice 'no sé' en respuesta a una pregunta como '¿por qué piensas eso?' Entonces sé que he llegado a una porción central de información confiable. Por ejemplo, si una persona dice: 'Me asustan los perros', puedo preguntar: '¿Por qué?' Y ella contesta: 'Bueno, en realidad me asusta casi todo'. Le pregunto: '¿Sabes por qué?' Su respuesta es: 'porque me siento amenazada por todo'. De nuevo vuelvo a preguntar por qué, y la respuesta es: 'No lo sé, siempre me he sentido así'. Es la información central.

Por lo tanto, cuando la historia está completa en los términos del paciente, intento llenar los huecos (esto no siempre es necesario). Con buena observación, la historia interna que actúa para crear todos los síntomas está visible en su mayor parte. No obstante, por los miasmas que se basan en enfermedades pasadas, trato de completar su historia de vida, averiguando la historia de enfermedades y crisis personal y familiar.

Puede no ser posible reunir con exactitud toda la información necesaria en la primera consulta, por las razones ya expuestas, y puede necesitarse una segunda entrevista. A menudo, el homeópata necesitará tiempo para reflexionar y liberarse de la historia para ser lo bastante objetivo o sólo tranquilizarse para reflexionar en el caso. Sin embargo, con experiencia, buen entrenamiento y buenos poderes de observación, encontrar un remedio es posible en el momento de la entrevista, y a veces, incluso en menos de un minuto de comenzar la consulta.

El análisis del caso

Al analizar un caso, el homeópata busca lo que es característico de la respuesta de la persona a la enfermedad, no la enfermedad en sí. Por lo tanto, si la úlcera está ardiendo pero se alivia con bebidas calientes, considero el dato poco común (se alivia con bebidas calientes) ya que esto no se puede explicar mediante la patología y es único del paciente. También intento encontrar pistas de la respuesta única del paciente a la vida (en realidad, es lo mismo). Después uno todo en una forma coherente para formar un hilo conectivo, o mejor aún, un eje con rayos que irradian (respuestas peculiares) todos los cuales claramente emanan de este proceso interno básico. Los homeópatas llaman a este proceso interno una ilusión central (por ejemplo, 'sentirse amenazado') ya que no se puede explicar racionalmente. Es importante tener en mente que todos somos únicos... no existen en el planeta dos personas iguales, ni siquiera los gemelos idénticos, aunque existen muchas ilusiones centrales comunes en la gente.

Una vez que tengo el eje, estoy en terreno bastante seguro, sin embargo, es posible no poder lograr esta claridad por muchas razones, como las drogas que la persona toma o ha tomado en el pasado. Para estas situaciones, tengo otras estrategias. Por ejemplo, puedo identificar adecuadamente los radios de la rueda sin el eje, lo que se resume en cierto remedio, y sin embargo, no entender el eje. De hecho, es común curar a un paciente con un remedio sin comprenderlo por completo.

Tenemos otras formas, por lo general menos precisas, de prescribir cuando los hechos son menos obvios, pero con resultados menos satisfactorios.

Clasificación de los signos y los síntomas

En homeopatía, los síntomas se identifican de acuerdo a lo cerca que estén de representar el núcleo de la persona, el eje generador de la enfermedad. Por lo tanto, los síntomas de sensación y pensamiento se encuentran en un punto alto de la jerarquía. También considero lo peculiar de los síntomas. Por ejemplo, es poco común que dolores abrasadores se alivien con calor, como se explicó antes, y así puede quedarse totalmente inmóvil con un dolor de cabeza; incluso más en una pulsación en el estómago durante el calor, o sentirse suicida a la 1 A.M. Esto puede añadir rayos valiosos para la rueda.

Al considerar cada síntoma, puedo clasificarlo como sigue:

- *ilusión o sentimiento central (el eje)*: sentirse solo en el mundo, amenazado, ser una gran persona.

- *pensamiento o sentimiento*: culpabilidad, odio, compasivo, solitario, extraño, raro y peculiar: una reacción personal que no se puede explicar mediante la patología.
- *general*: que se aplica a todo el cuerpo: persona caliente, con escalofríos, inquieta, crispada.
- *relacionado con las partes*: dolor en una parte, inflamación, absceso, asma, parálisis, síntomas de fiebre del heno.

La mayoría de los síntomas y signos tienen relación con las partes, pero son sólo el resultado del trastorno central con el paso de los años.

Formación del repertorio: encontrar una lista corta de posibles remedios

El repertorio homeopático es un índice de cerca de 130 mil signos y síntomas de enfermedad, que por lo general se conservan en computadora o como libro de referencia, con una lista de remedios que se asocian con cada signo o síntoma. Representa el conocimiento acumulado de la homeopatía con el paso de los años.

El objetivo de formar el repertorio es producir una lista corta de posibles remedios que se deben considerar. El primer paso es escoger un conjunto de rúbricas (signos y síntomas) que indiquen mejor los asuntos centrales de la persona y del caso como un todo. Por ejemplo:

- cicatrices con escozor: *Arsenicum, Graphities, Hypericum, Ignatia, Lachesis,* etc.
- delirios de grandeza: *Agaricus, Cannabis indica, Graphities, Hyoscyamus, Ignatia, Lachesis, Platina, Syphilinum,* etc.

- presión sobre un borde duro que alivia: *China, Colocynthus, Ignatia, Lachesis, Nux vomica*, etc.

En este ejemplo, los dos remedios con estas características son *Lachesis* e *Ignatia*.

Cómo confirmar el remedio elegido

Después de decidir que la elección es entre *Lachesis* e *Ignatia*, puedo pasar a la *Materia Médica* y comparar los tipos de personas que pueden ser Ignatia y Lachesis.

Los tipos Lachesis son platicadores, comunicativos, vivaces y agresivos.

Los tipos Ignatia son callados, reservados y cuidadosos con los detalles.

Pueden parecer estar totalmente separados, pero en realidad la gente se fusiona con una u otra asociación con un remedio, sin distinciones absolutas. Por lo general, un poco de reflexión por parte del homeópata hace que llegue a la conclusión de que una persona es de un tipo más que de otro, esto puede ser un tema de discusión con el paciente. Por lo común, los homeópatas tratan de hacer participar al paciente en el proceso, como su educación, cooperación y preocupación a largo plazo por su salud son útiles para alcanzar buenos resultados. También es importante alejarnos de la imagen de los médicos del pasado de 'tú, paciente, yo, Dios'. El homeópata entra a una sociedad, donde el paciente está a cargo y es responsable por la ayuda que busca.

¿Qué sucede si es el remedio equivocado?

Cuando un homeópata receta el remedio erróneo (cuando es casi pero no totalmente correcto) por lo general, será benéfico hasta cierto grado. No causará daño, a menos que se persista en él fuera de los principios comunes de la práctica homeopática. Es muy difícil causar daño con la homeopatía, y detener el remedio por lo general causa que cualquier daño se evapore. Es seguro que la gran mayoría de las prescripciones incorrectas sencillamente no tienen efecto.

Prognosis: ¿Cuánto tiempo se necesitará y qué podemos esperar?

Es poco probable que sólo un remedio curará a la persona (aunque cuando lo hace es muy gratificante). Durante el análisis del caso, considero las influencias a más largo plazo de la enfermedad (los miasmas) y cuál sería su probable impacto. Preparo un plan de tratamiento, con opciones de acuerdo a cómo responde el paciente. Por lo general, primero trato con un remedio de acción profunda, el cual puede requerir unas cuantas prescripciones (dependiendo de la persona) y persisto con él en tanto funcione (que podrían ser meses o años). Pero si existen miasmas fuertes, y son varios, también prescribiré para ellos si los primeros remedios no los resuelven.

Producir una cura profunda y duradera es con claridad un proceso largo, y a veces puede ser muy difícil. Sin embargo, el paciente puede sentir los beneficios por un tiempo considerable, quizá por toda su vida. Los homeópatas creen que la probabilidad de una enfermedad posterior se reduce enormemente o incluso se elimina con un tratamiento de prescripciones homeopáticas durante varios años, lo que resulta en una vejez saludable y, en consecuencia, feliz. Los homeópatas esperan que un proceso así se volverá una actividad normal para la mayoría de las personas.

Es difícil de lograr la prognosis exacta para un caso individual, pero como regla general, entre menos ortodoxo es el medicamento que recibiera el paciente, más corta la enfermedad; entre más joven la persona, más rápido y fácil será el proceso de cura. En casos de larga duración, de veinte o más años de patología establecida, no espero cambios dramáticos, aunque todavía son posibles mejorías significativas.

Prescripción y potencia

Los homeópatas clásicos prescriben un remedio por vez según un procedimiento bien entendido. Proporcionan el remedio y observan los resultados. No se les convence con facilidad de la cura; esperan ver una acción curativa sostenida, de otra manera, después de un tiempo, dudan de la validez de una prescripción. Por lo tanto, el enfoque básico es prescribir, luego esperar y ver cómo responde el paciente. (Algunos profesionales recetan todo remedio que creen que se va a necesitar simultáneamente en complejos, o en combinaciones; o en rápida secuencia. Las personas con este enfoque no son verdaderas homeópatas, ya que violan virtualmente todo principio y práctica de la homeopatía al prescribir de esta forma.)

Una vez que se establece la acción curativa, el mismo remedio se puede emplear por años con buenos efectos. En casos más difíciles, una serie de remedios mejoran progresivamente la situación del paciente.

La potencia es una cuestión irritante en la homeopatía. Sin embargo, existen unos cuantos enfoques probados y demostrados. Yo utilizo LM1 o 6c en un vaso de agua para la mayoría de los casos agudos y crónicos. Para uso diario, pon la píldora o el granulado LM1 en una botella de 100 ml de agua destilada y golpea duro la botella diez veces en un libro viejo todos los días antes de usar. Después pon una cucharadita en un vaso de agua, agita vigorosamente y toma un trago como dosis diaria, desechando el resto y haciendo un vaso fresco todos los días.

Éste es un método muy efectivo para prescribir a largo plazo y con seguridad, siempre y cuando te detengas cuando el remedio actúa hacia la cura o la agravación de los síntomas y no vuelve a comenzar hasta que se agota la acción curativa (ve el Capítulo Dos, 'La Historia y los Principios de la Homeopatía').

La regla que los homeópatas siguen es prescribir una dosis baja (6c o LM1) repetidamente hasta que el remedio actúa, después se detienen; o prescribir una dosis de alta potencia. (En casos de alta medicación, como asmáticos, se aplican otras reglas.)

Esperar después de la prescripción

Si el paciente mejora, espero. Si recae por alguna razón, espero. Si recae sin razón alguna después de un proceso curativo razonable, repito el tratamiento con la misma potencia. Repetir el tratamiento demasiado pronto, es un error muy común. (En una patología grave y crónica, se pueden aplicar otras reglas.)

Cura

En enfermedades crónicas, esperamos cambios profundos.

En el nivel interno:

- cambio de la situación de tensión
- mayor creatividad

- más suave y más adaptable si antes era muy duro, o más fuerte y más enérgico si antes era demasiado complaciente
- mayor expresión de generosidad, afecto y unión, menor separación, odio y soledad
- menos miedos y fobias
- menos enojo, ataques, culpabilidad, ansiedades
- más irritación al hacerse consciente de su situación
- mayor confianza
- una agravación o empeoramiento.

En el nivel de pensamiento:

- menos dogmático, menos pensamientos fijos, más flexible, mayor habilidad para escuchar.

En el nivel físico:

- menor agravación, o ligero empeoramiento por un tiempo
- regreso de viejos síntomas en orden cronológico inverso como buena señal
- síntomas que mejoran en el interior y empeoran en el exterior
- síntomas que mejoran en la parte superior del cuerpo y avanzan hacia abajo.

Éstas son las tendencias generales, pero se necesita mayor explicación. Con una cura profunda, el siguiente nivel hacia el exterior desde el centro se agravará, así que pueden surgir sentimientos de ira o enojo en una persona cuando se resuelve un trastorno interno. El odio puede ser una buena señal de que la cura del problema central está teniendo lugar, pero no es tan común. Una cura así puede ser tan profunda que la persona no la note, y sólo los comentarios de parientes, amigos y la observación astuta pueden hacer que se dé cuenta de lo que ha sucedido.

Los matrimonios pueden separarse cuando un paciente dócil de repente se siente más fuerte en su interior, y por lo tanto, puede decidir no soportar más violencia o abuso. En estas situaciones es deseable (pero con frecuencia, no es posible) tratar a la otra persona antes o al mismo tiempo.

A menudo ayuda involucrar a un miembro de la familia (o a toda la familia) para informar sobre el 'lado ciego' del paciente.

Contrarrestantes

La homeopatía es medicina de energía, así que todo lo que interfiere con las energías del cuerpo puede ser una influencia positiva o negativa en el proceso homeopático. Mi experiencia es que el mejor enfoque para la creación de la salud es realizar una sola acción por vez; así es posible ser claro respecto a la respuesta del paciente. Sin embargo, esto no siempre funciona en la práctica y los siguientes factores pueden complicar la prescripción homeopática:

- drogas médicas: en especial, cortisona y los medicamentos para el asma
- drogas recreativas como marihuana, anfetaminas y LSD
- otras terapias, como acupuntura (que es como una hermana de la homeopatía)
- realizar cánticos y algunas prácticas de meditación que se realicen varias horas al día

- afirmaciones positivas si están metiéndose superficialmente con un problema profundo (algo común)
- café fuerte en grandes cantidades, o que se ingiere con regularidad
- exceso de alcohol
- hierbas, aromas, aceites, etc., fuertes, como menta, alcanfor y mentol, ya que tienen efectos energizantes cuando se utilizan con regularidad.

Las personas con problemas graves pueden necesitar regímenes estrictos; por ejemplo, es común que la psoriasis se agrave con bebidas alcohólicas fuertes. En general, la homeopatía funciona mejor junto con un estilo de vida moderado.

Capítulo seis

El homeópata profesional en acción

La serpiente que no pudo picar

Este capítulo te llevará por una historia de caso y análisis a profundidad con el fin de ilustrar cómo trabaja y piensa el homeópata. También muestra la profunda influencia que la experiencia de vida de una persona (incluyendo cualquier trauma) puede tener en su bienestar y fuerza vital.

> Los detalles más pequeños en la vida de un paciente son importantes para que el homeópata cree el cuadro completo que es necesario para encontrar el remedio apropiado.

Nota que las palabras del paciente, como las dijo en la consulta, se encuentran entre comillas; mis observaciones están después de las comillas.

El caso de Clarisa

Clarisa es una cirujana de treinta y cuatro años de edad. Ucraniana de nacimiento, ahora vive en otro país; está casada y tiene seis meses de embarazo. Clarisa tiene cabello castaño, penetrantes ojos azules y cara franca. De complexión media, su altura es de 1.63 m, sonríe mucho y tiene humor agradable. Me dio permiso de escribir su historia aquí, se han cambiado los nombres y los lugares.

Clarisa sufre de úlcera duodenal, dolores de cabeza frecuentes y catarro constante que fluye por la parte posterior de su garganta. Mi observación y una pregunta revelan que tiene lunares rojos por todo el cuerpo, más de cien en total.

La consulta

'A los quince años de edad empecé a fumar, y apareció un dolor en el epigástrico.' (Lo señala con dos dedos.) Es una forma clásica de indicar una úlcera; en homeopatía, llamo a esta rúbrica 'dolor en puntos pequeños'.

'Hace siete meses, un homeópata me recetó *Lachesis*, potencia LM1, diario por dos semanas.'

La sustancia original, un veneno de víbora, estaba diluida uno en cien, tres veces, y uno en cincuenta mil, una vez, en forma de líquido en agua, y golpeada repetidas veces con fuerza entre cada dilución.

Este remedio se seleccionó de acuerdo a la constitución de Clarisa: su estado como persona, en mente y cuerpo. Era muy platicadora, vivaz, abierta, extrovertida y le gustaba cantar. El dolor en pequeños puntos, con una sensación de vacío en el estómago que ningún alimento podía aliviar, y muchos otros signos y síntomas indican un tipo Lachesis. *Lachesis* se hace con el veneno de una víbora sudamericana y es una medicina homeopática muy popular. Todos los tipos de serpiente (en personas) son venenosos en su forma de hablar, atacando para matar como serpientes venenosas (causando dolor en un punto pequeño).

'Antes de tomar el remedio, estaba deprimida y ansiosa,

tenía fuertes miedos sobre trabajar de noche en el hospital, fuertes dolores de cabeza y muchos problemas personales. Después de tomar *Lachesis*, me tranquilicé, desaparecieron mi ansiedad y tristeza, dormía y reía mucho y me sentía mucho mejor.

'Sin embargo, entonces apareció un dolor grave en el área de la úlcera, con náusea, y una sensación extrema de vacío que nada podía llenar, dolor constante y espasmos (muy intensos y fuertes, después se reducían) extendiéndose al hombro y el esternón. Era mi antigua úlcera volviendo con fuerza'.

Ésta es una respuesta clásica en homeopatía: cuando un remedio funciona, los antiguos síntomas vuelven brevemente. Sin embargo, como *Lachesis* se recetó sin suficiente educación, y como Clarisa era doctora, cuyo enfoque general al dolor es eludirlo con analgésicos, esta reacción (la agravación) fue excesivamente severa. Clarisa recurrió a los medicamentos para aplastarlo, ya que el dolor era demasiado para soportarlo.

La prescripción debió ser tomar el remedio todos los días hasta que se presentara alguna reacción observable, después detenerse y esperar. La reacción hubiera sido menos dramática y quizá incluso más efectiva. A menudo es mejor emplear medicamentos convencionales simples para controlar el dolor, ya que es probable que sólo lo mitiguen y no destruyan el proceso curativo.

Mi pregunta fue: es claro que está mejor así que, ¿qué más se puede hacer? Es muy común que una vez que un remedio homeopático ha producido su magia, el paciente pida: '¿puedes darme un poco más de magia, por favor?' Esto no se hace directamente, sino por el paciente que tan solo olvida lo que se ha curado y se concentra en lo que queda... aspectos que antes había relegado como poco importantes. Los homeópatas tienen que estar en guardia contra esta táctica, ya que las nuevas prescripciones pueden detener el buen trabajo inicial de inmediato. El paciente necesita ser tolerante y esperar.

Con el paso del tiempo a menudo se presentará una recaída al antiguo estado.

Existen dos tipos de recaídas: las que tienen causa obvias, como una sobredosis de alcohol, un trastorno emocional, un largo vuelo, y las que ocurren lentamente sin una razón obvia. Las recaídas con causas pasarán en su mayor parte con una recuperación natural al estado mejorado; como regla empírica puedo decir que en la primera recaída esperes, ya que pasará. Cuando se presenta una recaída lenta, una sin razón, se necesitará una prescripción de repetición (más del mismo remedio).

A veces es importante prescribir rápidamente a la primera señal de recaída (como en casos de patología grave) ya que estas personas tienen una verdadera batalla para mantenerse sanas y cualquier recaída puede anunciar una recuperación difícil, si es que va tener lugar una. Sin embargo, para un paciente que avanza más o menos 'bien', como Clarisa, las repeticiones se deben minimizar y esto causará la curación *más corta*, mientras que repeticiones imprudentes o cambiar el remedio alargará el proceso curativo: para la ruta más corta a la cura, el paciente necesita la menor medicación.

Así que los homeópatas no sólo usan microdosis de medicinas en las secuencias más cortas posibles, sino que también repiten la medicina a intervalos menos frecuentes, para lograr el máximo efecto.

Entonces le pedí a Clarisa que me dijera qué más estaba mal. 'Soy floja e inconsistente... me intereso profundamente en algo y después lo abandono.'

En términos homeopáticos esto es: se ocupa de mucho... persiste en nada.

'Allá en Ucrania, presentaba la imagen de una persona fuerte al inhibir mis emociones, pero sólo era una imagen. Me falta confianza, trabajo con gran exactitud ya que no quiero cometer errores.'

Ésta es una estrategia común en una persona sensible que odia la crítica... se convierte en una cirujana perfecta para evitar cualquier posibilidad de humillación.

'Por mi pereza, no puedo aprender de los libros de texto, son muy aburridos. Sólo aprendo en la práctica, no leo libros de texto.'

En homeopatía esto es aversión a leer.

'Cuando mi madre estaba embarazada conmigo, *nunca me quisieron*. Pero una vez que nací, mi madre y mi padre me quisieron a primera vista, y después recibí constantemente su amor y cuidados.

'Como estudiante, me entrené en esgrima y karate, pero nunca pude golpear a mi oponente... siempre existe una pared entre mí y golpear a alguien. Es sólo que no lo puedo hacer. Puedo enojarme mucho pero no puedo ser violenta. Romperé cosas en casos extremos, pero no puedo golpear a nadie.'

Como Clarisa había ido antes con un homeópata y había empezado a estudiar homeopatía, se daba cuenta de lo que interesaba a los homeópatas, así que me expuso una cadena completa de situaciones sin que le preguntara.

'Me gustan los animales, en especial los gatos, al máximo. Me asustan las cucarachas y me encantan las serpientes.'

Pocas personas sienten agrado por las cucarachas, pero rara vez alguien había indicado voluntariamente en una consulta amor a las serpientes.

'He tenido varios sueños que se repiten desde la infancia, que continuaron hasta hace tres años.'

Los sueños que se repiten hablan de fuerzas impulsoras sin resolver en una persona, y son algo que indica mejor la motivación interna e inconsciente.

'En mi primer sueño, me encuentro en un contenedor del que no puedo salir... sin importar cuántas piernas pongo en el borde, aún estoy atorada'.

Le pregunté cuántas piernas tenía, pero no sirvió, ¿me pregunto si es una araña, un ciempiés o qué está en ese contenedor?

'Otro sueño es el de ser perseguida. Es un sueño muy vívido, veo todo como en una película. Estoy corriendo y es una película de crímenes.'

Este sueño puede representar el ego de la persona en pleno vuelo de su alma, ya que el ego puede considerarse como una ilusión bajo el reflector del alma, una mera mentira sin sustancia. Por lo general, las personas de Lachesis tienen fuertes sentimientos de persecución.

'En otro sueño, estoy en un lugar público, a punto de actuar o algo así, pero no puedo, ya que algo está mal con mi ropa... está rota o sucia. Me siento tímida o ansiosa y no puedo hacerlo.'

'El único sueño que es actual es uno recurrente, en el que me voy a vivir en el extranjero.'

Clarisa está viviendo en verdad en el extranjero.

'Pero siempre hay un obstáculo para que me vaya... todos se van, pero yo no puedo, por ejemplo, porque se pierde mi equipaje.'

Luego Clarisa continuó con información general.

'Mi madre controla todo en mi vida.

'Hace tres meses me empezaron a dar miedo los terremotos y pensé que en cualquier momento pasaría y que el edificio, una manzana de departamentos en que vivo, se colapsaría y yo moriría, aplastada bajo el edificio, o que no muero ni vivo, sino que quedo atrapada y herida.

'Aunque soy floja, me gusta tejer y hacer tapicerías. Es sólo que no me puedo relajar sentada, y tengo que estar activa de alguna forma con mis dedos.'

Mientras me decía todo esto no paraba de jugar con sus dedos.

'Duermo en la posición fetal, sobre el lado derecho, y no puedo dormir del lado izquierdo.'

En homeopatía se sabe que algunos tipos de remedios tienen preferencia por dormir boca abajo (Medorrhinum, Pulsatilla), el lado derecho (Fósforo, etc.), el lado izquierdo, de espaldas, no puede dormir de espaldas porque tiene pesadillas, etc. Las personas Fósforo, Lachesis y Arsenicum duermen del lado derecho y no pueden dormir del lado izquierdo. Las personas Pulsatilla y Mercurius, entre otras, duermen en posiciones embrionarias.

'Me gusta hacer presentaciones y estar en público, canto en un coro pero no puedo cantar un solo excepto bajo la influencia del alcohol. Soy friolenta y no puedo soportar el calor ni el frío.'

La aversión al calor es extraña para una persona friolenta. Yo llamo a estas personas termómetros, ya que son muy sensibles a la temperatura.

'Cuando vivía en Ucrania, no me permitía llorar, pero desde que vivo aquí, lloro en el seno de la familia y me he suavizado, no soy tan crítica pero extrañamente me enfermo más.

'A la edad de veintiuno o veintidós años tuve una fuerte alergia a las fresas silvestres, se presentó como urticaria, roja e hinchada, sobre todo mi cuerpo hasta la cabeza, para la que emplee antihistamínicos, etc. Aún me quedan unos cuantos efectos de manchas en la cara. También tengo secreciones constantes postnasales.'

Análisis del caso

Existen innumerables principios que participan en el análisis de caso holístico-homeopático, como se describió en un punto anterior del libro. Sin embargo, al mismo tiempo, existen muchas formas prácticas distintas de abordar un caso individual, cada una de ellas tratando de llegar a una comprensión central del paciente. Uno de tales enfoques es tratar de entender los diferentes aspectos del caso como piezas de un rompecabezas, y después unir las piezas y ver si se forma una imagen reconocible.

Características significativas del caso

Clarisa:
- *no puede* golpear oponentes en artes marciales
- *no puede* salir de los problemas
- *no puede* llenar la sensación de vacío sin importar cuánto coma
- *no puede* hacer un viaje
- *no puede* estar sola en público
- *no puede* perseverar, se rinde con facilidad

- *no puede* aprender de libros de texto
- *no puede* controlar su propia vida.

Parece que sin importar lo que desee hacer en la vida, su camino está bloqueado por un 'no puedo hacer' y llegué a la conclusión de que se está poniendo trabas ella misma mediante un edicto interno llamado 'no puedo hacer'. Otra forma de pensar en esto es considerarlo como una ilusión central, un proceso inconsciente que no puede explicar y del que no conoce la razón, y que explica todo su modo de vida. Una ilusión central es la 'madre' de todas las ilusiones menores.

Un segundo aspecto peculiar es el siguiente: es una cirujana abdominal y sin embargo le tiene miedo al dolor. En mi poca experiencia de cirugía y cirujanos, todo tiene que ver con realizar operaciones dolorosas y evitar el dolor en el proceso. Me parece significativo que Clarisa se especialice en causar dolor y al mismo tiempo tenga un miedo específico al dolor.

En este punto estoy reuniendo toda la información sin un plan general, permitiendo que se formen las piezas del rompecabezas de una vida, esperando que en algún momento pueda ver suficiente de las piezas y juntarlas para ver el cuadro completo.

Me impresiona el momento de su embarazo. Ahora tiene seis meses embarazada, así que se preñó un mes después de que le recetaran *Lachesis*. Le pregunto por qué decidió embarazarse cuando lo hizo. Me dice que tuvo una discusión familiar con su marido y su madre, y que estuvieron de acuerdo en que ya era el momento. Esto confirma su comentario de que la madre controla su vida.

Sin embargo, me pregunto si esto es lo que en realidad sucedió. Mi conjetura es que a los treinta y cuatro años de edad y felizmente casada por algunos años, esta discusión había tenido lugar muchas veces sin ningún provecho. Supongo que después del *Lachesis* estaba en una relación mucho mayor con su ser interno y surgieron sus sentimientos maternales naturales. Como consecuencia de tomar el remedio, había cambiado la 'red psicológica' de toda la familia. Por lo general, las personas de Lachesis tienen un fuerte egoísmo y yo esperaría que esto se suavizara.

Para mí, el embarazo apoya fuertemente la idea de que el remedio está funcionando al igual que el hecho de que ahora está estudiando homeopatía. Creo que se debe a que se asombró por los efectos del *Lachesis*.

El trauma origina de Clarisa

Otro aspecto interesante del caso es su miedo a los terremotos. ¿Por qué, a tres meses de su embarazo, ocurre esto sin razón aparente, cuando no tenía antes este miedo?, ¿qué sucede a los tres meses de embarazo? Por supuesto... cuando ella tenía tres meses en el vientre de su madre, sabemos que era no deseada, así que es casi seguro que su madre estaba pensando en abortarla. Imagina la escena: su madre estaba pensando: '¿Debo matarla? Es tan difícil... tendré la responsabilidad. Afectará dramáticamente mi vida... las restricciones, el dinero, el apoyo... Pero no puedo matarla... va contra mi naturaleza, es asesinato. No puedo hacerlo'. Este dilema ardió furiosamente en el interior de la madre por semanas, quizá incluso como una discusión continua con su marido. (En este punto del análisis, pregunté a Clarisa sobre la idea del aborto y confirmó que su madre se lo había contado.)

Así que ahora tenía un feto de tres meses en su interior y vuelve a vivir su propia experiencia de vida amenazada y muerte, en el útero, como terremotos, el edificio que se colapsa, vida y muerte. Esto pone en su lugar la siguiente pieza del rompecabezas y todo el cuadro está comenzando a quedar en su lugar.

Sin embargo, ¿por qué el patrón de su vida de 'no poder hacer'? Se debe a que su madre, ante la posibilidad del aborto, no pudo matarla, ya que prevaleció su amor a la vida. Así, Clarisa está atorada en el punto de muerte de su trauma original... no puede golpear, no puede viajar, 'no puede hacer'. Puedes imaginar a su mamá gritando para sí misma 'no puedo hacerlo'. La siguiente pieza del rompecabezas está ahora en su lugar.

¿Por qué otras razones sé que el trauma tuvo lugar en el útero y no después de su nacimiento? La respuesta recae en el hecho de que duerme en posición fetal... el último lugar en donde se sintió segura, exactamente tres meses después de su concepción. El tema 'no poder hacer' es tan extenso porque el trauma tuvo lugar antes de que se desarrollaran los sentidos y sentimientos del bebé; está profundamente en la mente inconsciente. De hecho, es primitivo.

¿Por qué es cirujana abdominal? Es la destreza que se necesita para llevar a cabo un aborto o para dar vida a un bebé atorado (lo que ella siente que es) al llevar a cabo una cesárea. Es un 'embrión atorado', esto puede parecer muy fantasioso pero he visto este tipo de correlación innumerables veces.

Clarisa tiene éxito a pesar del aspecto de 'no puedo hacer' de su vida porque el trauma está enterrado bajo mucho amor desde el momento de su nacimiento. Es profundamente inconsciente. Todas sus memorias le indican que sus padres siempre la amaron.

¿Por qué Clarisa aún es controlada por su madre

Su madre tenía el control de su vida durante la decisión crucial de tener un aborto, sólo por la benevolencia de su madre se le permitió vivir. Por lo tanto, es poco sorprendente que incluso ahora se sienta bajo el control de su madre, al considerar que está atorada en este punto emocionalmente. Ella 'no puede hacer', y su madre tiene el control de su vida (y muerte).

La siguiente etapa

Ahora que comprendo el trauma formativo, el estado o ilusión central, ¿qué puedo hacer al respecto? Clarisa puede ser un tipo Lachesis, que es una serpiente venenosa que bajo ataque trata de matar, sin embargo, no puede hacerlo. Existen cientos de serpientes no venenosas que no pueden matar. ¿Si es una de las que no conocemos? Sé que el remedio *Lachesis* funcionó en el pasado en un grado muy significativo y ahora puedo buscar en el índice de rúbricas homeopáticas (signos y síntomas) para ver qué remedios corresponden a los hechos que tengo.

Signos y síntomas:

- sueños de ser perseguida
- sueños de esfuerzos infructuosos por hacer diversas cosas
- emprende muchas acciones pero no persevera en ellas
- ama los animales
- inconstancia
- sueña con viajes
- ilusiones de que estaba a punto de morir
- miedo al dolor
- juega con los dedos
- dedos inquietos

- el alcohol la mejora
- canta
- dolencias por miedo al escenario
- vacío estomacal que no se alivia comiendo
- las fresas la agravan
- sensación de dolor estomacal en un punto
- úlceras estomacales
- dolor estomacal que se extiende al esternón
- dolor estomacal que se extiende a los hombros
- el calor y el frío la agravan
- duerme del lado derecho y no puede dormir del izquierdo
- aversión a leer.

Aunque no todos son signos y síntomas Lachesis, la gran mayoría lo son, así que, en esencia, el cuadro se resume en *Lachesis*. Los papeles de los padres tienen un rol importante para completar el cuadro. En la concepción, los padres son el Dios y la Diosa; en el nacimiento, son Rey y Reina, después se convierten en amigos o 'hermanos y hermanas' por cerca de catorce años.

Al tener esto en mente, existen dos rúbricas que claramente confirman *Lachesis*:

- ilusión bajo el control de un ser superior (su madre, cuando era un feto de tres meses)
- emprende muchas acciones, pero no persevera en ninguna de ellas (idea de 'no puedo hacer').

Lachesis es el único remedio común a ambos puntos.

Remedio

Sé que *Lachesis* ya ha funcionado como remedio, ya que produjo cambios considerables en los sentimientos de Clarisa: un embarazo, estudio de homeopatía y empeoramiento temporal de sus síntomas físicos, todos signos clásicos de cura en homeopatía. La explicación de que me haya visitado quizá se debe a la acción incompleta del remedio, ya que es posible que lo detuvieron los medicamentos que tomó para aliviar la agravación de la vuelta del dolor de la úlcera. Entonces es fácil recetar más de lo mismo, pero como deseo evitar otra agravación, recomiendo:

- primero una dosis LM1, según el método de tres vasos
- si después de una semana no tiene efecto, una dosis por el método de un solo vaso
- si después de una semana más no tiene efecto, una dosis al día por hasta una semana, parando a la primera señal de cualquier efecto.

Esto debe minimizar la agravación, y permitir que tenga lugar una curación más profunda. También es menos común que una segunda dosis tenga agravación.

Resultado

Desapareció el miedo de Clarisa a los terremotos y continuó pacíficamente su embarazo. Todo lo que se necesitaba era más tiempo para que funcionara la prescripción original.

Nota: Es totalmente seguro tratar a una mujer embarazada con remedios homeopáticos, de hecho, pueden haber razones muy deseables para hacerlo. En casos en que las mujeres han experimentado nacimientos muy aterradores, tratarlas mientras están embarazadas aumenta la posibilidad de que den a luz sin miedo.

Conclusión

Lo que trato de detallar en este caso no es la prescripción sino el análisis.

> El centro de cualquier caso crónico es de lo que muere la mayoría de las personas, y esto sucede en la mayor parte de las enfermedades de larga duración del mundo occidental actual.

La patología, el estilo de vida y la profesión reflejan estrechamente el trauma emocional primario. Sin embargo, este trauma puede no ser un solo evento, sino puede ser de una variedad en que se presenta un proceso repetitivo. Por ejemplo, si un padre amenaza repetidamente a un niño chico cada vez que hace algo que el padre no quiere diciendo: 'si haces eso de nuevo... te golpearé...', el niño crecerá con miedo, sintiéndose amenazado y vivirá su vida con estos sentimientos.

Si el homeópata puede comprender las fuerzas formativas de una persona, entonces tiene una mejor oportunidad de seleccionar rúbricas y remedios apropiados. Entonces también es posible empezar a comprender el significado de los síntomas y la enfermedad.

Por ejemplo: estómago, sensación de vacío, no se alivia al comer, puede considerarse como reflejo de una vida que es vacía y no se corrige con el edicto 'no puedo hacer'. La ilusión bajo el control del poder superior es igual a la madre cuando estás en el útero. Puedo imaginar muchos casos con este síntoma, que proceden de principios similares pero con padres menos afectuosos.

En el caso de Clarisa, el edicto central es algo como 'hacer es morir' y 'mi vida está bajo el control de un ser superior'.

> A un nivel profundo, toda enfermedad y síntomas son ilusiones inferiores y superiores que proceden de la ilusión primaria. Toda la patología se basa en ilusiones.

Podría ser que Clarisa se cure por completo con *Lachesis*. Sin embargo, los cien o más lunares rojos y el catarro postnasal excesivo señalan un miasma subyacente, el 'efecto secundario' o la 'historia de una enfermedad' más que la enfermedad en sí. Por lo tanto, es probable que se necesite una segunda prescripción en algún tiempo.

Lachesis debe continuar haciendo bien a Clarisa. Más adelante surgirán algunos signos y síntomas nuevos, se combinarán con viejas rúbricas que queden y juntos formarán un nuevo cuadro. Para este momento, habrá dado un salto enorme hacia delante en relación con su salud y felicidad. Pero, si se le da tiempo, se quejará de estos síntomas nuevos pero de menor importancia casi con el mismo vigor que con los originales. Entonces tendré que considerar las opciones basándome en los nuevos síntomas.

Es posible que se necesiten otros remedios, es probable que sean *Ácido nítrico* y *Tuya*, pero éste es momento de esperar y ver.

Capítulo siete
Enfermedades crónicas

Las enfermedades crónicas a menudo empiezan con lentitud, o con vigor y una vez que empiezan, continúan un camino que no termina nunca, y que restringe, mutila y finalmente mata al individuo. Ejemplos fáciles de identificar son alcoholismo, enfermedades cardiacas y cáncer.

Samuel Hahnemann identificó las causas básicas de las enfermedades en *Enfermedades Crónicas*, publicado en 1828, muchas de sus percepciones aún están delante de su tiempo en la actualidad.

Hahnemann creía (como lo hacemos en la actualidad) que las influencias adversas para la salud son dieta inapropiada, alcohol y los modos de vida, frío, humedad, condiciones de falta de higiene, agua y aire contaminados. Muchas de estas condiciones se han mejorado gracias a una higiene más apropiada, mejores habitaciones y cuidados primarios de la salud. Sin embargo, Hahnemann no las consideraba la causa primaria de las enfermedades (a menos que lleguen a un gran exceso, como en una hambruna) sino más bien secundarias a factores más profundos. Gracias a los avances del siglo XX, la mayoría de las enfermedades de la actualidad en el mundo occidental proceden de procesos internos.

Las enfermedades y traumas hereditarios aún predisponen a las personas a una vida poco saludable, por ejemplo, al alcoholismo. Al enfrentar estas predisposiciones es importante educar a la población sobre el efecto del alcohol, ya que una vez establecidas, las adicciones son difíciles de interrumpir.

Hahnemann identificó en especial enfermedades que proceden de unas cuantas enfermedades hereditarias o adquiridas y de trauma emocional.

El efecto de las enfermedades hereditarias y adquiridas

Las observaciones pioneras de Hahnemann sobre la naturaleza del sufrimiento humano lo condujeron a algunas conclusiones sorprendentes y profundas. Empezó a desarrollar esta línea de pensamiento después de observar que algunos de sus remedios seleccionados con el máximo cuidado no podían producir resultados duraderos y que los pacientes recaían. Esto lo condujo a buscar factores patológicos subyacentes (investigación que duró once años) y a la que se refirió como el 'estado miasmático'.

> El estado miasmático es la susceptibilidad subyacente que es fundamentalmente responsable de las enfermedades agudas y crónicas que aparecen en las personas.

En su trabajo, Hahnemann aisló tres miasmas:

- psora: la 'comezón', 'la madre de las enfermedades crónicas', una debilidad o susceptibilidad subyacente
- gonorrea
- sífilis.

Estos miasmas se pueden heredar o pasar de generación en generación. La investigación moderna muestra que el ADN de ciertos virus se puede incorporar al material genético de las células y así, pasar a las futuras generaciones... lo que confirma el concepto del miasma. El estudio a profundidad de estos miasmas conduce a la exploración del sufrimiento humano desde sus orígenes en el inicio de la civilización hasta sus manifestaciones presentes como todas las enfermedades conocidas.

Parafraseando a Hahnemann: incalculablemente mayor y más importante es el efecto crónico de la infección de 'comezón', la cual, después de la infección interna de todo el organismo, anuncia que está presente mediante una erupción en la piel. A veces, esto consiste sólo en unas cuantas vesículas acompañadas por comezón intolerable y voluptuosa (y un olor peculiar). *Este monstruoso miasma crónico es la única causa fundamental y produce todas las demás interminables formas de enfermedad*. Estas enfermedades se catalogan bajo los siguientes nombres: debilidad nerviosa, histeria, hipocondría, manía, melancolía, imbecilidad, locura, epilepsia y convulsiones de todos tipos, ablandamiento y encorvamiento de los huesos, caries, cáncer, gota, hemorroides, ictericia, hidropesía, amenorrea, hemorragia de estómago, nariz, pulmones, vejiga y útero, asma y ulceración de los pulmones, impotencia, esterilidad, migraña, sordera, cataratas, parálisis, defectos de los sentidos y dolores de miles de tipos.

Hahnemann llevó a cabo observaciones similares sobre el efecto de las enfermedades adquiridas sífilis y gonorrea, ambas de transmisión sexual. Por supuesto, esto tuvo lugar antes de que los avances científicos modernos delimitaran las tres etapas de la sífilis e identificaran su proceso de destrucción interna desde la úlcera hasta el daño nervioso grave y otros efectos. Hahnemann notó, por observación detenida, que la úlcera sifilítica que se presenta en el primer sitio de infección después del periodo de gestación interna, y el crecimiento de tejido que ocurre de la misma manera en el primer sitio de la infección de gonorrea, son los inicios de dos enfermedades de las más terribles. En la actualidad se reconoce universalmente como una enfermedad perniciosa e invasiva con consecuencias a largo plazo, que no se pueden curar con sólo suprimir la úlcera. Encuestas recientes en el Reino Unido muestran que veinte por ciento de las personas con sífilis aún la tienen después del tratamiento.

Investigadores como Harris Coulter en su libro sobre el SIDA (síndrome de inmunodeficiencia adquirida) incluso demuestra que el SIDA tiene un gran parecido con la sífilis de tercer grado, y esto aún puede demostrarse que es correcto. Ahora sabemos que desde el momento del contagio pasa de inmediato por los nervios y la sangre para invadir todo el organismo: sin una erradicación vigilada sistemáticamente, continuará desarrollándose con el paso de los años e invadirá todo el ser psicosomático, lo que llevará lentamente a que se presenten etapas de degradación.

La ciencia médica aún tiene que aceptar que verrugas, lunares y marcas de la piel son la tercera etapa de la infección de gonorrea, y que cortar o eliminar con láser las verrugas no ayuda en nada a detener el proceso interno que se manifiesta en el exterior como verrugas que se extienden y crean el caos en el interior. Lo que es más importante, la ciencia médica también tiene aún que apreciar que inhibir o ignorar todas las formas de erupciones, úlceras, verrugas, comezón, eczema, etc., es inhibir un poderoso proceso de enfermedad en formación.

La inhibición de la enfermedad de comezón inicial sólo sirve para ocultarla mientras crece en el interior y se convierte en una de la miríada de formas que constituyen las miles de enfermedades que no son de transmisión sexual que afectan a la raza humana. Hahnemann sostiene que toda enfermedad tiene su fundamento en los tres estados miasmáticos.

Psora: la comezón

Psora data de tiempos previos al cristianismo, a la lepra y la erisipela; estas enfermedades de la piel pudieron surgir de una enfermedad primaria perdida en la historia, pero que es básicamente la comezón. Por largo tiempo, la lepra se aislaba, de manera que se podía mantener bajo control. Como se inhibía, la versión inhibida fue capaz de extenderse sin límite. La lepra no se cura normalmente, pero se ha inhibido por tratamientos durante siglos. Los homeópatas creen que se transmite genéticamente, como proceso interno que no se manifiesta.

Por miles de años, todo tipo de ungüentos se emplearon para inhibir la comezón, pero el mejor era el Sulphur, que a menudo la cura en forma homeopática (como en lo similar cura lo similar). Se encontró que los baños minerales ayudaban a la comezón y el azufre ocurre en altos niveles en aguas minerales. Sin embargo, si no se potencian, las dosis repetidas fallarán. Lo común era que se aumentara la cantidad en forma de la aplicación de ungüentos basados en azufre, que inhibían la comezón. Si se aplicaban por suficiente tiempo, el ungüento lo inhibía para bien, y sólo después ocurría una enfermedad aparentemente no relacionada. El azufre se ha reemplazado con cortisona para inhibir todas las formas de irritación, en la piel y en los pulmones (el asma es la comezón de los pulmones). Es muy efectiva como inhibidor y sólo las constituciones muy fuertes no responden a sus efectos.

Los efectos de la comezón aletargada, inhibida u oculta, cubre cincuenta páginas en *Enfermedades Crónicas* de Hahnemann. Es muy claro que las comunidades de todo el mundo están afectadas, es muy contagiosa y las oportunidades para el contagio son muy numerosas.

Hahnemann identificó la comezón inhibida median-te una observación y lectura cuidadosas y metódicas. Las siguientes son algunas de las enfermedades y condiciones que identificó como que tenían su origen en comezón inhibida:

gusanos en niños, dolor de cabeza de un solo lado, cabello que se cae y reseco, cabeza sudorosa al irse a dormir, transpiración fácil con un esfuerzo mínimo, entumecimiento por causas insignificantes, glándulas hinchadas del cuello, palidez, inflamaciones oculares, lengua agrietada, calambres en pantorrillas, resfriados frecuentes, ataques frecuentes de respiración difícil, enfriamiento fácil, obstrucción continua de los orificios nasales, manos o pies muy fríos, pies olorosos, rubor por calor, facilidad para tener torceduras, excrementos duros, callos, problemas menstruales, sensación de vacío en el estómago, hemorroides, venas hinchadas, dolores que empeoran con el descanso, furúnculos frecuentes, sueños vívidos, sueño que no descansa, aversión extrema a la leche, sabañones, crujidos en las articulaciones, cuando se corta la piel, ésta se llaga, piel reseca, puntos endurecidos en la piel, vesículas con comezón que arden después de frotarlas.

Ninguna es en realidad una enfermedad grave, es el estado de comezón adormecida, el tipo de situación que fijará un viaje rápido al médico. El problema se complica una vez que sufres un trauma severo (como un accidente automovilístico, la pérdida de alguien íntimo, un matrimonio difícil) el cual produce una enfermedad aguda. Cuando esta enfermedad aguda se trata con medicamentos modernos, que reaccionan en este gigante adormecido, entonces surge en tu interior y toma el poder. Lo que comenzó como resfriados frecuentes inhibidos con antibióticos se convierte en bronquitis en secuencia, después en asma crónico u oído pegajoso, alergias, etc. De la misma manera, el eczema tratado con cortisona se convierte en hiperactividad (cerebro con comezón), asma, convulsiones o epilepsia.

Los síntomas que surjan serán atacados más por médicos inconscientemente, sin saber su origen; en unos cuantos meses, años o incluso una década, muchas enfermedades aparentemente no relacionadas harán erupción, bajo la atención consciente de un sistema de salud bien intencionado, empleando poderosos medicamentos.

Hahnemann escribió que la enfermedad crónica latente en personas jóvenes se puede erradicar rápidamente, siempre y cuando se maneje bien (y esto significa que no se interfiere con ella empleando antipiréticos, antibióticos, antiinflamatorios, antihistamínicos, etc.). Sin embargo, en una persona que ha experimentado de diez a veinte o treinta años de enfermedad crónica, el proceso puede requerir de un año más o menos, y después se vuelve incurable. Las tres influencias primarias de enfermedad hacen que el proceso sea más complicado, y si se presentan traumas severos como una mala experiencia de nacimiento, violencia o abuso sexual, en especial si se añaden las adicciones que a menudo siguen a este tipo de sucesos, entonces la cura se vuelve un trabajo que requiere gran destreza y paciencia.

Para resumir, la comezón es falta, pobreza, ausencia, reducción de la vitalidad. La psicosis (lo que Hahnemann llamó el efecto a largo plazo de la gonorrea) es exceso, crecimiento, producción excesiva, etc.; el efecto a largo plazo de la sífilis es destrucción, depresión y corrosión física y mental de la persona afectada.

Hahnemann hizo una lista de unos cuantos remedios para hacer frente a los efectos sin complicaciones de la comezón, la gonorrea y la sífilis:

- para sífilis, *Mercurio*
- para los efectos a largo plazo de la gonorrea oculta, *Tuya* o *Ácido nítrico*

- para comezón sin complicaciones, *Sulphur*

Sin embargo, las necesidades de un paciente suelen ser más complicadas y estas ideas curativas son sólo el punto de inicio del tratamiento.

Salud psicológica

Hahnemann dice que el pesar o la frustración no interrumpidos multiplicarán cualquier pequeño sufrimiento con mayor seguridad que todas las demás influencias negativas. En la actualidad, sabemos que cualquier trauma emocional severo que te haya sucedido en el pasado (o a un padre) puede afectar considerablemente la continuidad de tu estado de salud. El doctor Edward Whitmont, el psicólogo homeopático más importante, dice que muchos tipos de actitud de fuerte impulso producen ataques cardiacos y que enfermedades como úlceras estomacales y cáncer con frecuencia tienen causas emocionales.

> Los homeópatas ven un vínculo íntimo entre la psicología y la patología, son dos expresiones de lo mismo.

Las personas pueden sufrir profundamente por heredar traumas emocionales de un padre que vivió con un rechazo enterrado y sin resolver, un drama de guerra o una distante separación al nacer. Pueden producir en el hijo un estado emocional del que no tienes memoria en lo absoluto.

A menudo, es posible ver en las familias cómo los hijos reflejan con precisión a sus padres. Las características de personalidad que han adoptado de sus padres incluyen tendencias depresivas, miedos, fobias, autonegación, autocrítica y falta de confianza. Son esenciales principios y prácticas sólidas para crear la salud que actúen para interrumpir y resolver este efecto de espejo en las generaciones.

Salud global

También se puede afectar la conciencia nacional, formada por individuos afectados y sus familias. Por ejemplo, los japoneses al haber negado de hecho sus experiencias de guerra de hace cincuenta años, las han enterrado profundamente en su psique nacional. Sólo recientemente ha existido un reconocimiento público de su humillación, sus crímenes de guerra en China y el uso de cautivos como prostitutas y esclavos, y aún existe una gran resistencia a sincerarse y reconocer el pasado. El efecto ha sido dirigir sus energías a una 'guerra' económica muy efectiva, en la que se han convertido en una potencia mundial dominante. Sin embargo, cuando este éxito empieza a debilitarse, conforme empiezan a tomar el poder los países del Borde del Pacífico y China, ¿adónde los conducirán estos traumas internos tan profundos? El efecto de la liberación de los sentimientos inhibidos de quienes forman la antigua Yugoslavia es un ejemplo excelente de lo que puede suceder.

Esto se puede ver en todos los países, incluyendo el nuestro: viejos traumas que agobian el estado cariñoso natural de todas las personas. Cuando grupos de personas así se reúnen pueden iniciar un incendio de odio y venganza que puede sumergir a todo un país o un área. El estado del mundo se puede analizar y comprender a fondo si se aplican los principios modernos de física, psicología y homeopatía.

> En esencia, la física, la psicología y la homeopatía dicen lo mismo: la salud no es sólo un tema personal, sino que tiene profundas implicaciones globales.

El cuadro de la salud crónica

La sociedad ha dado grandes pasos en la higiene y la producción de alimentos y ha superado las condiciones físicas deficientes en muchas partes del mundo. Se ha realizado cierto progreso respecto a detener las guerras (que dejan graves traumas emocionales en su estela, que hacen ondas por siglos). Pero apenas estamos comenzando a luchar con los problemas de traumas emocionales, abusos, traumas de guerra, efectos de enfermedades heredadas, como gonorrea, la comezón y la sífilis. La medicina moderna convencional, con sus medicamentos tan efectivos pero inhibidores, en la actualidad está agravando estos problemas, no ayudando en ellos.

También la contaminación de todo tipo está aumentando. La contaminación de los alimentos está creciendo por prácticas deficientes en el campo, exceso de sustancias químicas y trato cruel de los animales. Matar y comer animales bien cuidados es muy aceptable, en mi opinión; es comer animales tratados con crueldad, a los que se administran hormonas y antibióticos lo que conlleva un alto riesgo y daño potencial a la cadena alimenticia humana. Por ejemplo, se informa que el cáncer de testículo está vinculado a hormonas que se administran de manera rutinaria a los animales en su forraje.

Los estilos de vida liberales, las relaciones en serie y la facilidad de viajar a escala mundial han multiplicado las oportunidades para las enfermedades de transmisión sexual. Además, mientras que hace un siglo era muy elevada la mortalidad infantil, en la actualidad se evita esta mortalidad gracias a los avances en los cuidados médicos. Contra la alegría individual de los padres por la supervivencia de sus hijos tenemos un precio: ha desaparecido el sistema de la naturaleza para eliminar a los débiles. Con dos guerras mundiales esta situación se ha complicado por la muerte de generaciones completas de nuestros hombres más aptos. Mi padre era un hombre enfermo con un mal latente que le quedó de un tratamiento médico previo; al final, lo mataron las complicaciones de esto. No podía pelear y fue padre de cuatro hijos, mientras que mi fuerte tío murió como piloto de combate, sin haber tenido la oportunidad de tener hijos. En mi caso, sufrí veinte años de asma.

No sólo debemos tratar de mantener vivos a los recién nacidos, sino que debemos también buscar llevarlos de inmediato a una salud fuerte y vibrante, de otra manera criaremos una raza más débil. Los pastores de Bulgaria solían estar en buena condición hasta alcanzar la edad de alrededor de 100 años. Sin embargo, una vez que dejaron de vivir con las ovejas en las montañas, empezaron a morir a los ochenta años de edad; se perdió su vigor.

Si la raza humana se hace mucho más débil, entonces seremos más vulnerables a desastres naturales y causados por el hombre en forma de nuevas series de azotes mortales como la peste o los efectos de una instalación nuclear que se sale de control. El inicio del virus Ébola a principios de la década de 1990 (una enfermedad mortal y muy contagiosa) en Mozambique, es un ejemplo contundente. Si no se hubiera reprimido el inicio, los efectos pudieron ser catastróficos a escala internacional. Para tratar de evitar este escenario, necesitamos hacer que crear personas saludables sea una prioridad nacional. Sano significa apto, feliz, creativo, amable, libre de enfermedades y que no toma medicamentos convencionales. También infiere que está libre de experiencias de trauma en el nacimiento y mejor desempeño paternal. Los sistemas de creación de la salud, como la homeopatía y la educación sobre estilos de vida saludables, más que los sistemas de mantenimiento de la enfermedad, como la medicina convencional actual, son vitales para la supervivencia individual y para la supervivencia y evolución de la raza humana.

Capítulo ocho
Cuadros de remedios homeopáticos

Cuando toma el caso, el homeópata construye una imagen del individuo que se ajustará a un remedio mejor que con cualquier otro, lo similar cura lo similar. Existen numerosas familias de remedios en homeopatía: gases, metales, minerales, sustancias radiactivas, plantas (plantas enteras, nueces, cortezas), animales (aves, peces, mamíferos, serpientes, insectos) y productos de enfermedades (tuberculosis y sífilis). Dentro de cada una existen subfamilias con cualidades y características distintivas.

> Las nueces tienen cáscaras duras y los remedios que se elaboran con ellas son apropiadas para las personas firmes y duras. *Nux vomica* es para empresarios duros y ambiciosos, etc.

Se emplean venenos de criaturas como tarántula, viuda negra, abeja, avispas, avispones, víboras, algunos peces, minerales como arsénico y plantas. El tipo de persona para quienes estas sustancias forman una base apropiada para un remedio es el que hace comentarios rencorosos y venenosos, es agresivo, suspicaz o celoso, etc.

Existen remedios análogos en cada plano de la existencia, sin embargo, cada uno con su propia expresión y predisposición características. Por ejemplo, el hidrógeno (un gas) es apropiado para tipos que se sienten superiores, como lo es Syphilinum (enfermedad humana), Águila (un ave), Cannabis indica (una planta), Granito (un mineral), Platina (metal) y Plutonio (sustancia radiactiva).

Los siguientes son ejemplos de remedios de diferentes orígenes, con una indicación del tipo de persona para el que son apropiados:

Gas: Hidrógeno, para personas con ideas intelectuales elevadas

Ave: Águila, para quienes tienen un punto de vista elevado o imparcial

Enfermedad: SIDA, para quienes sufren abuso grave

Animal: Perro, para personas con ojos abatidos, de adoración

Insecto: Tarántula, para quienes tienen actividades como de araña

Mamífero: Delfín, para personas con amor sin límites

Serpiente: Víbora de cascabel, para quienes atacan con advertencia, el cascabel

Planta: Viola Odoratum, para personas con una forma muy intelectual de superioridad

Nuez: Anacardo, para quienes son casos duros

Mineral: Yeso (Calcarea Carbonicum), para personas que son suaves y se colapsan con facilidad

Metal: Oro, para quienes brillan al máximo

Sustancia radiactiva: Plutonio, cielo e infierno.

La familia serpiente como ejemplo

Éstas son las características de la familia serpiente y sus diferentes usos. Toda familia de remedios tiene características globales similares además de diferencias individuales.

Todas las serpientes son celosas, suspicaces, comunicativas, atractivas, desean atacar, seductivamente magnéticas, que cuentan una historia como publicidad sobre sí mismas, te atraen, también se sienten en desventaja, perseguidas, sexuales en exceso y con aversión a las restricciones. Las serpientes odian las constricciones, su cuello es su punto débil. Cambian de piel, golpean para matar, se tragan todo completo, etc.

Elaps Corallinus (coralillo): secreciones negras, miedo a la lluvia, puntos rojos en la visión, mancha verde en la nariz, ilusiones y sueños de caer en un abismo. Esta serpiente cuelga de lugares elevados.

Cenchris (Cabeza de cobre): ilusión en dos lugares al mismo tiempo, ovario derecho, el tiempo pasa con lentitud.

Crotalus Cascavella: cascabel de advertencia antes de atacar.

Crotalus Horridus: descomposición (lo que sucede cuando es mordido).

Lachesis (Laquésida, serpiente surucucú): extrovertida y entretenida, zurda.

Naja Tripudians (Cobra): malintencionado, dolor del ovario izquierdo al corazón (del centro sexual al corazón).

Vipera (Víbora común): venas reventadas, pierna peor colgando, dolor epigástrico.

Cloto Arictans (Víbora del desierto): hinchazón excesiva.

Pelias Berus (Serpiente común): dolor del ombligo (el cordón umbilical es como una serpiente).

Bungurus Fasciatus (Krait con bandas): mielitis aguda, inflamación de la vaina de los nervios (las serpientes cambian de piel).

Unos cuantos cuadros de remedios homeopáticos se describen con mayor detalle a continuación.

Pulsatilla

Los tipos Pulsatilla son personas que necesitan cariño, compañía y apoyo. Son como el sauce llorón, parecen no poder soportar ninguna carga, y buscan compañeros fuertes para apoyo. Lloran con facilidad, sin embargo no tienen sed, lo que es un opuesto interesante. Suelen ser rechonchos y tienen carne blanda, como si fueran blandos y flexibles en su interior. Emplean la manipulación para sus propios fines. Odian la grasa y prefieren los dulces, se debilitan en el calor y en habitaciones sofocantes, a menudo llevan consigo abanicos, aman el aire fresco y acercarse lentamente a él. En las mujeres, los periodos menstruales suelen ser cortos y sus secreciones blandas y amarillas. Pueden volverse fanáticas sobre un tema una vez que se apegan a él.

Fósforo y delfín

Los dos son similares, personificando bondad, compasión, empatía, comunicación y amor.

Las personas Fósforo son como la sustancia misma, como lo son todos los tipos de remedios. El fósforo es la sustancia con que se hacen los cerillos, los cuales se encienden, arden con gran brillo y se apagan, dejando restos oscuros. Por lo tanto, estas personas rezuman bondad, compasión, franqueza y comunicación sensata, pero lo hacen en exceso, ardiendo y logrando que se agote la compasión.

Con el tratamiento del remedio *Phosphorus* se refrenan más y utilizan su energía en forma más sabia y efectiva.

El remedio *Dolphin* se hace con leche de delfín. Los delfines nadan en el mar ilimitado y son criaturas compasivas y bondadosas a las que atrae la compañía humana. Les encanta jugar y nadar con gracia y también se pueden atacar entre sí. En el peligro, se mueven en círculos alrededor de sus crías; el ensayo homeopático muestra esta característica: moverse en círculos y el miedo a los atacantes externos (tiburones). Las personas que necesitan *Dolphin* sufren de dicotomías internas, ya que su gran compasión puede extenderse demasiado por los 'mares ilimitados'. Sin embargo, después del tratamiento con el remedio *Dolphin*, ganan fuerza para vivir sin poner límites a su compasión.

Existen diferencias sutiles entre estos dos remedios y sus tipos; se pueden notar aquí en la habilidad para hacer frente a los límites.

Dolphin y *Phosphorus*, a pesar de todas sus aparentes diferencias en origen (fuego y agua) son similares en frecuencia o vibración. Todos los profesionales de la curación (y los médicos también) consideran al cuerpo como un patrón energético que vibra más que como una sustancia fija. Sabemos que todos los sistemas del cuerpo, la sangre, la linfa, el fluido cerebral, los nervios, la digestión, etc., vibran de una forma característica. Aunque aún no se demuestra científicamente, los homeópatas creen que nuestros remedios son también complejos patrones de vibración.

Silicea

Los tipos Silicea son como tanques suaves, se doblan ante fuerzas opuestas, como los padres y maestros dominantes, pero sin embargo, siguen con su propio camino. Son tercos y se preocupan por minucias. Tienen grandes logros al perseverar a través de los pasos pequeños hasta un logro sustancial. Se ajustan a la imagen del perpetuo estudiante. Un buen académico o alguien que obtiene resultados al ser esmerado y meticuloso, alcanza alguna posición de reconocimiento en la que no hay un componente de agresión manifiesta. Son típicos los maestros y conferenciantes de matemáticas y física, los ingenieros electrónicos y los programadores de computación, no quienes están en los negocios, la política ni en posiciones violentas.

En general, estas personas tienen puntos blancos en las uñas de los dedos de las manos, uñas inutilizadas en los dedos de los pies y son delgados y friolentos con pies fríos y olorosos que los avergüenzan. Actúan con timidez, con un egoísmo discreto, les falta la valentía para enfrentar la vida, son refinados y delicados y no discuten. Una vez que están seguros en un tema, no hablan de nada más, ya que sólo se sienten seguros cuando hablan de temas que entiendan bien. Es la razón de que odien las fiestas, las cuales implican riesgos.

Stramonium

Miedo y terror predominan en los tipos Stramonium; su miedo a la violencia a veces se convierte en conducta violenta como compensación por este miedo. La mayoría de sus quejas son indoloras y tartamudear la primera palabra es una indicación clave de una persona de este tipo.

Le tienen mucho miedo a los perros, en especial durante la noche (los perros simbolizan la violencia). También le tienen miedo a la oscuridad, aunque los fascina, y temen al agua, tumbas y cementerios, a los ataúdes y a estar solos en la noche, deseando en vez luz y compañía. Los niños Stramonium tienen terrores nocturnos y dormirán en la cama de sus padres. Son comunicativos, pero esto se confina a un tema.

Pueden ser suplicantes y religiosos, rezar o pasar a una ira incontrolable con fuerza cada vez mayor: morder, golpear y estrangular.

Stramonium es un buen remedio para el miedo que sigue a una violación u otra forma de ataque.

Existen cientos de perfiles más y de cuadros de constitución. Para ilustrar la forma en que el cuadro de un remedio homeopático se crea, a continuación se encuentra un ejemplo detallado.

Tuya

Tuya es un remedio de amplia acción apropiado para prescripciones de constitución, y para hacer frente a las profundas influencias miásmicas de la gonorrea en las generaciones previas (que producen crecimientos, tumores, sinusitis crónica, enfermedades respiratorias crónicas, enfermedades genitales y verrugas). También es útil como antídoto para los efectos de las vacunas... en especial, los efectos que duran toda la vida de la vacunación contra la viruela... que son una causa reciente de muchas enfermedades crónicas.

Se hace con la corteza de un árbol que tiene utilidad como seto vivo. El seto es un tipo de barrera para el mundo externo, y crear una barrera es el mecanismo de defensa típico en las personas Tuya. Estas personas están ocultas detrás de una falsa imagen, que crean al principio de la vida. (De la misma manera, una vacuna tiene la finalidad de ser una barrera a una enfermedad.)

> Existen cuatro niveles de funcionamiento como persona:
> - autoconfianza, que permite
> - la habilidad para expresarse, lo que a su vez permite
> - la formación de límites en la vida (decir 'no' y tener esa intención), lo que a su vez permite
> - una vida efectiva en el mundo.

Las personas Tuya caen al primer obstáculo. La autoconfianza es algo que no reciben de sus padres. En lugar de eso, predomina una sensación interna de fealdad y fragilidad, lo que conduce a una gran incapacidad para comunicarse. Son reservadas en extremo y dan poco de sí en una entrevista o incluso con amigos de mucho tiempo. Sienten que 'no agradaría a otros si me conocieran'.

No tener virtualmente la capacidad para comunicarse significa que no pueden formar límites adecuados. En lugar de eso, tratan de encajar, de ser aceptadas, de no sobresalir o ser notadas, buscan no atraer juicios o críticas en extremo y son perfeccionistas en los dones sociales. Son superficialmente agradables y encantadoras (intentan agradar) y son muy conscientes de las necesidades del ego de otras personas. Encajar es su alternativa a formar límites; esto hace que otros se pierdan ya que al trabajar con ellas es probable que actúen como camaleones, cambiando de carácter y necesidades en relación con cada una de las personas y situaciones. Son un espejo móvil de la persona con que están, mas que personas con expresión propia.

Las personas Tuya desarrollan una forma de determinar cómo encajar, reteniendo todo excepto la información más básica necesaria en una situación (un tipo de engaño calculado) sobre lo que permitirán que se sepa; separan todo en compartimentos, en un grado extremo.

Antecedentes de los tipos Tuya

Su infancia contuvo abusos, abandono y negligencia emocional o física, donde captaron la idea de que eran feos, que no los podían amar o que eran malos. Los animaron en forma inadecuada y el castigo fue excesivo... verbal o físico. Esto pasó a su interior para formar la creencia de que habían hecho algo terriblemente malo. Se sintieron infelices y en extremo solitarios, pero esto pudo suceder a una edad cuando eran demasiado jóvenes para darse cuenta. Se sintieron muy avergonzados por no ser queridos. De esto procede la reserva que resulta ser un límite muy deficiente con respecto al mundo. Y con este fondo se forma una gran inhabilidad para responder a otros, ocultando su verdadero ser, creando una profunda soledad.

Los logros por los que se les pudo alabar fueron las metas de los padres, y así, se desarrolló la idea de encajar en las expectativas de otros. Después desarrollaron gradualmente el carácter apropiado para evitar el abuso y la crítica, decir mentiras y ocultarse se convirtieron en elementos esenciales de esta política. Se convierte en algo tan rutinario que ya no pueden saber qué desean para ellas ni quiénes son. Se modelan en su forma de vestir, cosméticos, gestos, postura, acento e incluso expresión emocional. Su deseo de no sobresalir, su invisibilidad pronunciada, es una guía confiable para este tipo.

En su interior, las personas Tuya no sólo se sienten feas, sino indignas de ser amadas, llenas de culpabilidad, sin atractivo alguno en su apariencia. Profundamente solitarias, anhelan la pareja perfecta y les resulta extremadamente difícil la intimidad. Por fuera, pueden volverse rígidas, inflexibles, frágiles, ordenadas y muy manipuladoras.

Más adelante en su vida, pueden quedar fijas en sus ideas, ser dogmáticas y obstinadas. Pueden volverse tímidas y reservadas, creativas e imaginativas u orgullosas e incapaces de tener una conversación trivial. Esto puede conducir a alienación, aislamiento y soledad extrema ya que crean un estilo de vida que refleja el drama interno de su infancia, como todos hacemos sin falla. Pueden fluctuar de una posición de una noche a otra, de ser heterosexuales a homosexuales, de una situación cruel a otra. Por su naturaleza reservada, pueden llegar a tener caracteres furtivos, evasivos, solapados o encantadores y cautivantes. Por los fracasos repetidos para relacionarse con otras personas y al ser incapaces de expresar sus emociones, pueden deprimirse profundamente, lo que conduce a suicidios exitosos.

Niños Tuya

Tienen ideas fijas y reglas rígidas que ellos mismos establecen, son precoces y sólo se relacionan con adultos, tienen afinidad por la música: popular, clásica o de iglesia, se trastornan mucho si ensucian su ropa al dejar caer en ella el alimento, no van a fiestas, están obsesionados por ideas fijas sobre un objeto o tema, rigidez para jugar, miedo a extraños y a que los toquen, necesitan un manejo delicado, se sienten delicados y frágiles en su interior, evitan los juegos físicos por la idea de fragilidad y lesiones, les gusta que los carguen en lugar de caminar, son desconfiados y creen que otros pueden escuchar sus pensamientos, son tercos en temas de poca importancia, ordenados y meticulosos.

Síntomas clave para las personas Tuya

Empeoran con el clima frío y húmedo, virtualmente nunca empeoran por calor, son peores en el lado izquierdo, mejoría general durante un resfriado, empeoran de 2 a 3 P.M., y rara vez a las 3 A.M.; fragilidad, inseguridad, sensación de algo vivo en el abdomen, irritabilidad sólo con sus parejas cuando se sienten seguras, fastidiosas sobre la forma correcta de hacer algo, engañosas, reservadas, retienen información, se sienten poco atractivas, feas e indignas de que las amen, afinidad por la música, en especial la de iglesia y de alguien en la historia que se asocia con la iglesia o con la música de iglesia, transpiración en partes no cubiertas, dolor de cabeza en la sien izquierda, como si le clavaran una uña a las 3 A.M., las cejas delgadas o se pierden en la parte externa, secreción post nasal espesa y problemas crónicos de sinusitis, pólipos nasales, peores en el lado izquierdo, piel grasosa, aceitosa y brillante, son muy comunes las marcas de acné antiguo o acné quístico y duro, verrugas y marcas en la piel y tumores en la cara, los párpados, el cuello, el cuerpo, las manos, los dedos, el ano, las plantas de los pies, se traga las palabras o su conversación se pierde, lo que es poco común pero muy indicativo, bulímica, no tolera las cebollas, le causan flatulencia, desea dulces y chocolate (síntomas comunes), estreñimiento con excrementos duros, gonorrea en el pasado o en el presente, herpes o verrugas venéreas en pene, vulva, vagina, cuello uterino, ano, agrandamiento e inflamación de la próstata, hinchazón de las glándulas inguinales del lado izquierdo, fuerte olor dulzón en los genitales, quistes ováricos, en especial del lado izquierdo, fibroides uterinos de todos los tipos y pólipos, afta verdosa con olor a pescado, articulaciones deformadas con poco dolor, uñas quebradizas y deformadas, planta del pie adolorida que le imposibilita caminar en clima frío y húmedo, sabañones y síndrome de Raynaud.

Precaución: Puedes sentir que eres una persona Tuya, al menos en parte. Sin embargo, esto es común y no es una razón para probar un remedio *Tuya*.

> Todos los remedios homeopáticos se sobreponen en cierta medida, la destreza del homeópata profesional es determinar el remedio más apropiado para cada individuo.

Capítulo nueve
Estudios de casos

Los estudios de casos de este capítulo muestran la diversidad de la homeopatía y su capacidad para hacer frente a una amplia variedad de problemas. Cada uno de los casos es genuino y tengo permiso para emplearlos.

Caso uno: Tomás

Tomás es un niño apacible y afectuoso de catorce años de edad al que le gusta que lo abracen y que moja la cama todas las noches. Duerme muy profundamente y sus padres no lo pueden despertar, suponen que a esto se debe su problema. Han visitado al médico y usado hierbas para resolverlo pero sin efecto alguno.

Tomar el caso

Tomás escribe poemas, le tiene miedo a las arañas y a la oscuridad, tiene pesadillas, le gusta dormir con algo para abrazar, es muy compasivo, le gustan mucho los animales y tiene mascotas, y muy poca confianza en sí mismo. Es un chico muy sediento y prefiere los alimentos salados a los dulces.

Se molesta mucho cuando se le pide que se vaya, tan molesto que se va a la cama y permanece ahí por mucho tiempo. Está casi enfermo, es muy sensible. Tomás puede ser muy ingenioso y hace comentarios divertidos, pero sólo en el seno de la familia, con los extraños es muy tímido. Es bueno para las humanidades en la escuela pero no para las ciencias. Nunca ha tenido un amigo íntimo.

Tomás fue un bebé pequeño al nacer pero en lo demás el alumbramiento fue normal. No hubo separaciones de su madre y le dieron el pecho.

Antecedentes familiares

La madre de Tomás es muy ansiosa y temerosa, se enoja con facilidad y echa a perder mucho a sus hijos, satisfaciendo todos sus deseos. Su padre es un materialista duro y monetizado. Tomás tiene un hermano más joven que es totalmente distinto: insensible, interesado en el dinero y los negocios, con mucha confianza.

El abuelo materno de Tomás murió de ataque cardiaco cerca de los sesenta años de edad; los otros abuelos están vivos y tienen problemas de corazón y circulación. La presión sanguínea del padre de Tomás es alta y tuvo un ataque cardiaco leve. No hay otras enfermedades en la familia.

> Es un ejemplo clásico de un niño muy sensible y refinado con padres relativamente insensibles. Tomás se trastorna y tiene síntomas de tensión y miedos que son comunes en una familia típica.

Remedio

Se escogió el *Phosphorus* homeopático por los signos de: mansedumbre, reservado, le gusta que lo abracen y abrazar o adherirse a algo, facciones finas, miedo a la oscuridad, compasión, falta de confianza, amor a los animales, preferencias por las humanidades, le gusta el pollo y la sal, sediento.

Resultado

Originalmente se administró el *Phosphorus* con gran efecto y Tomás sólo mojaba la cama una vez a la semana. La familia estaba complacida pero el homeópata sentía que se podía hacer más. La repetición del *Phosphorus* en una dosis más fuerte ayudó más y dieciocho meses después de la primera prescripción sus padres decían que Tomás 'era un nuevo chico'. Moja la cama en ocasiones.

Caso dos: Alfredo

Alfredo es un hombre de treinta años de edad, que está confinado a una silla de ruedas. Este caso se incluye para mostrar cómo puede avanzar una enfermedad.

Tomar el caso

Alfredo sufre principalmente de calambres, espasmos y convulsiones, y una incapacidad para controlar sus músculos. Cuando está acompañado tartamudea mucho, pero no tanto en su casa.

Es miope y tiene nistagmo (globos oculares que oscilan) y su visión se está deteriorando; está preocupado sobre perder la visión. Alfredo se agita con esfuerzos mínimos, en especial, sus manos, y tiene calambres cuando se mueve con rapidez. Tiene que concentrarse para lograr que los músculos obedezcan su voluntad, de otra manera, no lo hacen. Su tartamudeo es típico de esto.

Recibe sentimientos como de electricidad con sensaciones burbujeantes, como agua que sale de un manantial, que descienden y fluyen por su cuerpo, con calambres y convulsiones que comienzan en sus dedos. En las convulsiones queda inconsciente, sin embargo, parece que aún puede hablar coherentemente con las personas. Además, los labios se le ponen azules y bajo su barbilla tiene una línea azul. Las convulsiones pueden tener lugar por esfuerzos, emociones, al dormir, por cualquier conflicto, al atardecer o en la noche o por conmoverse.

Tiene una erupción seca en el pecho, que empezó hace quince años y que primero apareció detrás de sus oídos. Su médico primero lo trató con ungüentos y lo dejó, poco después empezaron las convulsiones.

Cuando niño, Alfredo temía que lo intimidaran y jugaba casi siempre con sus hermanos menores a los que cuidaba mucho. Es muy nervioso y lo asustan los extraños. No puede soportar acercarse al consultorio del dentista, lo pone nervioso el ruido y es aprensivo respecto al futuro. Se siente impotente.

Alfredo es feliz estando con sus hermanos y no tiene verdaderos amigos. Tiene sueños agradables de la vida que pasó cuando estaba en la escuela, y de marcas rojas en sus materiales. Empeora con el calor, el frío y la luz del sol. No solía comer frutas ni verduras. Escucha un silbido todo el tiempo, suda por miedo y entusiasmo y sus párpados están a medio abrir.

Hace dos años, le administraron medicamentos en el hospital para los calambres, dice que para reducir el desequilibrio del cobre, y después de esto se colapsó y ha estado en silla de ruedas desde entonces.

Comprensión de esta situación

Alfredo tartamudeaba cuando niño, y temía que lo intimidaran. Por esto, puedo dar por sentado dos puntos: que tenía un sistema nervioso genéticamente débil y que es posible que fuera un niño lento que se retrasaba en su educación (aunque esto es una suposición). Sus sueños de marcas rojas en sus materiales implican claramente que se le criticaba, es posible que incluso se le golpeara en la escuela o en el hogar por su supuesta lentitud, lo que pudo afectarlo en gran medida, debido a su sensibilidad. Como primer hijo, es posible que al menos uno de los padres no fuera un padre capaz y respondiera con reacciones similares a las que le sucedieron cuando niño... un fenómeno muy común.

Alfredo le tiene miedo a todo, tanto que sólo se queda con sus hermanos, con los que se siente seguro. Por otro lado, encuentra que el mundo es un lugar aterrador, al que controla manteniéndose recluido en la red familiar.

Las convulsiones y los calambres se presentaron después de la inhibición de las erupciones, lo cual es un común error médico, y el tratamiento del hospital para corregir el desequilibrio de cobre parece haberlo mandado a la silla de ruedas. Así, esta persona sensible y nerviosa ha sido muy afectada por el tratamiento médico. Esto combinado con sus primera experiencias negativas y su susceptibilidad original, lo han puesto en una silla de ruedas de por vida, a menos que se pueda hacer algo para invertir su estado.

Remedio

La esencia del caso se encuentra en sus miedos, inhibición, trastornos nerviosos y convulsiones.

Después de un análisis cuidadoso, uno de tres remedios homeopáticos, *Gelsemium*, *Cuprum* o *Stramonium*, será la elección.

Es crítico el estado interno de este hombre para la decisión final: parece ser alguien que es muy tímido y está paralizado por el miedo.

> Existen indicaciones claves de personas Cuprum: convulsiones que comienzan en los dedos y la idea de estar a cargo de su propio mundo pequeño y seguro, dentro del mundo mayor en que perciben un gran peligro.

Por otro lado, *Stramonium* se sugiere fuertemente por el miedo a la violencia, las intimidaciones, que hable sobre su infancia. Las personas de *Stramonium* tartamudean en la primera palabra, como Alfredo, y luchan para tener el control de sus músculos. Sin embargo, la cobardía, el miedo a las órdenes, la anticipación, los párpados caídos y la parálisis desvalida en que ahora se encuentra, sugiere *Gelsemium*.

Al hacer el balance, se piensa que *Cuprum* sería la mejor elección.

Resultado

Por desgracia, no sé cuál fue el resultado porque Alfredo no es mi paciente. Sin embargo, la prognosis es mala ya que está muy incapacitado y los nervios dañados son difíciles de curar, es posible que sufrieran daño patológico irreversible.

Caso tres: Tania: una niña de Chernobil
Antecedentes generales

Antes del nacimiento de Tania, a 1,000 metros de altura en las montañas de Bulgaria, se presentó una nube de lluvia radiactiva de Chernobil. Se recordaba una lluvia roja única, pero no se tomaron precauciones ya que no se les habló del desastre nuclear. En las áreas afectadas, la leucemia es cien veces más común que antes del desastre.

No habían antecedentes de ninguna enfermedad (incluyendo cáncer) en esta familia de campesinos por tres generaciones. Sin embargo, a los seis años de edad, Tania presentó cáncer de la sangre: leucemia. La niña tenía dolor en las piernas y fiebre alta, 39° C, en febrero de 1993. Le administraron una medicina para la fiebre. Ésta volvió al día siguiente y repitieron la dosis.

Tania se debilitó tanto que no podía caminar. En el hospital diagnosticaron su condición como gripe, para la que le administraron antibióticos. Entonces le hicieron pruebas de sangre y se diagnosticó leucemia mieloblástica. Se administró a Tania quimioterapia, radiaciones y tratamiento de cortisona.

Tomar el caso

Se vio a Tania bajo condiciones muy difíciles, con padres escépticos, mediante traductores con tiempo insuficiente y seguimientos difíciles.

Observé que Tania tenía pestañas muy largas. Mientras duerme, llora y grita, al soñar con autos deportivos que la atropellan, es difícil despertarla, solía dormir boca abajo.

Tiene algún conflicto con una hermana que es dos años más joven. Tania es celosa y llorona cuando no es el centro de atención, llora por pequeñeces, es una niña muy útil, sólo tuvo varicela antes de la enfermedad grave (la única enfermedad de la infancia para la que no la vacunaron).

A Tania le gustan los dulces y en especial el chocolate, no le atrae la carne ni las grasas, le gustan los huevos tibios, le encanta el vinagre, le gustan los vegetales verdes y los plátanos, no es sedienta.

Prefiere la compañía de su madre y divertir a niños más pequeños, los lleva a pasear.

Desde que está enferma, Tania ha sido caprichosa, desordenada, golpea la pared, se rasga la piel y frunce la boca. Se toca mucho los genitales y lo ha hecho toda su vida.

La quimioterapia no parece afectarla, con la excepción de que el cabello se le había caído, juega normalmente, le gusta el sol.

Remedio

A Tania se le recetó *Pulsatilla* homeopática LM1, desde el 5 de julio de 1993, por veinticuatro días.

Resultado

Después Tania fue mucho más vivaz, y feliz de estar en casa. La primera noche no podía dormir y necesitó ir al baño con frecuencia (algo que no había experimentado antes) y por una noche tuvo fiebre alta: 39º C. Sin embargo, no se presentaron grandes cambios en su condición.

Tania tuvo una recaída después de una transfusión de sangre y medicamentos citotóxicos (para destruir las células malignas). Tuvo fiebre alta en forma periódica (39º C). Presentaba sangre en la orina y no tenía sed.

Como no tenía cabello, los amigos de Tania se burlaban de ella, lo que la ofendía, tenía sueños de ofensas, sensible a los insultos, empieza peleas con la hermana, el extremo de su enojo, y destruye los juegos de ella. Indiferente a la hermana, indiferente al consuelo, caprichosa, quiere a la madre para ella, aislada, triste y apática.

Emerge un antecedente importante

Un día se presentó el padre de Tania muy enojado, lanzó las pertenencias de su esposa a la calle, le gritó y comenzó a golpearla. Le rompió dos dientes y le dejó un ojo morado en el violento ataque, durante el cual amenazó con matarla. Ella tomó a Tania y corrió, pero él las persiguió. Se presentaron varios intercambios violentos hasta que escapó y se escondió toda la noche en una edificación cercana.

Tania fue testigo de todo esto y desde entonces no deja que su padre se acerque a su madre.

Después de la crisis, Tania se enfermó de repente. La reducción de la inmunidad de Tania causada por el trauma familiar permitió que se estableciera la leucemia inducida por la radiación. La investigación médica ha mostrado que los traumas emocionales abaten al sistema inmune y que entonces se puede desarrollar cualquier enfermedad que esté esperando.

El violento episodio se discutió y una vez que el padre apreció la posibilidad de terribles consecuencias, también participó. La vida de su hija era más importante para él que permitirse una conducta violenta. Esta conversación debió actuar como un enfoque para resolver al menos parte del daño.

Segundo remedio

Prescribí *Sepia*, LM1, en septiembre de 1993.

Resultado

La sangre de Tania volvió rápidamente a lo normal y ya no necesitó más trasfusiones de sangre. Ha permanecido así por más de dos años a la fecha. Los médicos consultores del hospital se quedaron muy sorprendidos por la rapidez de su recuperación.

Conclusión

Discutir abiertamente la crisis de la familia, y resolverla, ha ayudado a Tania. Su caso muestra la potencia del enfoque homeopático incluso en casos muy difíciles y que aparentan ser incurables, cura los efectos del trauma subyacente, libera la depresión del sistema inmune y las defensas naturales del cuerpo harán el resto.

La forma en que los homeópatas consideran a enfermedades como cáncer y diabetes es como sigue. Todos tenemos procesos de enfermedad escondidos en espera, pero nuestro sistema inmune natural les hace frente todo el tiempo; eliminar células de cáncer o restringir el desarrollo de la diabetes es un proceso normal y constante.

> Una conmoción emocional o física al sistema puede obstruir el flujo de la energía y el sistema inmune puede caer. Si cae por debajo de un punto crítico en la persona, se afirma la enfermedad latente más prominente.

Caso cuatro: Ana

Ana es maestra, está casada y tiene un hijo. Ha tenido epilepsia desde la edad de catorce años, con petit mals (epilepsia leve) y grand mals (epilepsia gravior).

Antecedentes

Después de su embarazo y porque trató de no tomar su medicina, los ataques de Ana volvieron. Desde ese momento ha tenido tres abortos, a los cuatro, dos y tres meses de gestación; no se encontraron razones, se le puso una puntada para sostener al segundo hijo vivo en el útero.

Ana tiene problemas en su relación con su marido y ha tratado de divorciarse tres veces, aunque cambia de parecer cuando él amenaza con matarse. Sus sentimientos respecto al divorcio son contradictorios: quiere hacerlo pero teme estar sola. Siempre quiere estar con sus amigos, ya que no puede estar sola, pero su marido les tiene muchos celos así que es difícil. En un periodo tuvo varios amoríos como protesta.

A Ana le gusta su trabajo de maestra en un jardín de niños (me parece infantil). También disfruta de la actividad física, como gimnasia, la tranquiliza. Si está deprimida, la ayuda ir a la montaña. Se dedica a la meditación espiritual, que también la ayuda. Antes de unirse a un grupo espiritual, solía llorar mucho.

Ana ha intentado suicidarse dos veces. Toma píldoras, después llama a la ambulancia al pensar en su hijo. El primer intento tuvo lugar porque la situación con su marido era tan desesperada, el segundo después de que la regañó el director de la escuela en que da clases.

Los ataques de epilepsia de Ana

Antes de un ataque de epilepsia, Ana empieza a gemir y tiene palpitaciones. Su brazo derecho se pone rígido y deja caer todo lo que traiga cargado. Comienza en el plexo solar y después pasa a la cabeza. Tiene una voz interna burlona cuando está a punto de presentarse un ataque de epilepsia, y las voces suenan como si fuera una cinta que reduce su velocidad hasta detenerse. Todo sucede en cámara lenta, trata de calmarse, pero sin resultados.

Durante un ataque (del lado izquierdo) tiene una crisis nerviosa y latido cardiaco irregular. Se siente cansada, sus ojos se mantienen abiertos y pierde la conciencia; mascula y gime. Después, Ana se siente confusa.

Tiene epilepsia gravior más o menos dos veces al año y sólo en la noche; los ataques menores pueden ser durante el día. Un electrocardiograma no muestra nada.

Tomar el caso

Ana esta desesperada respecto a su matrimonio, no puede vivir con su marido, pero tampoco puede dejarlo.

Sus periodos recientes han sido de veintiuno y diez días de duración. Es una persona caliente, se descubre los pies en la noche; desea aire fresco, le gusta la primavera, se levanta entre las 3 y 4 A.M., desde que daba el pecho. Desea frutas y chocolates, no tiene sed, suspira sintiendo un nudo en la garganta.

Ana no puede llorar y se opone a que la consuelen y al sol. La música hace que se sienta mejor.

Los dolores de cabeza (a menudo del lado izquierdo) mejoran si se ciñe con fuerza, son antes de su periodo, empeoran con el sol.

Odia los gatos. Hace demasiado hincapié en sucesos pasados desagradables; tiene enormes entusiasmos que se evaporan. Cuando se trastorna, todo se vuelve irreal y muy brillante. Se funde un fusible en su interior y no puede evitar gritar y pelear. La calma es un asunto muy importante para ella.

Ana siente escalofríos entre menstruaciones, se siente desafortunada, frunce el entrecejo. Todo se muestra en su cara. Existe cierta confusión en su mente.

Tiene una erupción en la cabeza como costra con la piel blanca, desde que tenía once años de edad. Lo ha inhibido con ungüentos, que preceden al inicio de la epilepsia.

Remedio

Cicuta fue el remedio indicado, y le di a Ana una dosis. Se escogió *Cicuta* después de que fallaran otros dos remedios en curarla. Se basó en que la epilepsia tenía lugar por la inhibición de las erupciones, su naturaleza infantil, y muchas peculiaridades específicas de sus síntomas.

Resultado

Ana se volvió más decidida y firme; por fin se decidió a dejar a su marido, esta vez nadie puede persuadirla de hacerlo. Todos dicen que es una nueva mujer, más joven, radiante, hermosa y fresca. Aunque antes peleaba por muchas situaciones ahora es más prudente (un cambio en el nivel de conciencia). Ana es ahora más obstinada, donde antes era indecisa y sugestionable. En la actualidad está más tranquila cuando habla y más coherente.

Volvió la erupción en su cabeza y ahora está desapareciendo. Ha vuelto el síntoma que tenía antes de la epilepsia (entumecimiento de las mejillas). No ha tenido epilepsia gravior por un año y sus ataques de epilepsia leve se han reducido significativamente.

Conclusión

Curar la epilepsia no es tan difícil, pero lo es el control de la cura. Por ejemplo, un conductor no puede dejar de tomar los medicamentos ya que si tiene un ataque mientras conduce no sólo será peligroso para él sino que también puede perder su licencia. La mayoría de las personas se preocupa por el daño causado por un ataque de epilepsia, a menudo innecesariamente. Además, los medicamentos pueden evitar que un homeópata comprenda bien el caso. Es mejor tratar de curar la epilepsia en cuanto surge y no soportar muchos años de inhibición con medicamentos.

Índice de enfermedades

Amor, desilusión 56
Astillas 36

Cerebral, daño 34
Cólico 52, 53
Columna vertebral, lesiones 35
Conmoción
 mental, física 42, 43
Corazón, debilidad 53
Cortaduras, rozaduras 38, 39

Dentición 48-50

Enfermedad
 por altura 50, 51
 por viajar 51, 52
Enfermedad, debilitante y aguda 48
Envenenamiento por alimentos 45, 46

Fiebre 46, 47
Fiebre de heno 43-45

Garganta irritada 57, 58
Gonorrea 57
Gripa 54

Hemorroides 43
Heridas
 que perforan la piel 36
 sépticas 39
Huesos, rotos 37

Insomnio 50, 51

Leche de pecho
 excesiva, insuficiente 59

Magulladuras
 externas 34, 35
 internas 40
Malaria 53
Mastitis 59

Nervios, lesiones 35

Pánico, ataques 54, 55
Pérdida 56
Pesar 56
Piel, erupciones 60, 61

Quemaduras 38
Querer ser cargado 53

Resaca 59

Seno
 inflamado, *ve* mastitis
 lesión al 34

Terrores nocturnos 60
Trauma
 del nacimiento 60
 emocional 65, 66

Vacunación
 viruela, efectos secundarios 61
Verrugas
 ordinarias 61
 de transmisión sexual 57

Lecturas recomendadas

Chappell, Peter, *Curación Emocional con Homeopatía*, Londres: Element Books 1994.

Castro, Miranda, *El Manual Completo de Homeopatía*, Londres: Macmillan 1989. (Un libro muy detallado, lleno de información práctica y útil.)

Handley, Rima, *Una Historia de Amor Homeopática*, Estados Unidos: North Atlantic Books 1990. (Un excelente libro histórico.)

Herscu, Paul, *El Tratamiento Homeopático de los Niños*, Estados Unidos: North Atlantic Books 1991.

Lessell, Dr. Colin, *El Manual de Homeopatía del Viajero Mundial*, Saffron Walden: CW Daniel 1993.

Sheppard, Dra. Dorothy, *Homeopatía para Primeros Auxilios*, Saffron Walden: CW Daniel 1945. (Un clásico que se reimprime con frecuencia.)

Whitmont, Edward, *Alquimia de la Curación*, Estados Unidos: North Atlantic Books 1993. (Una verdadera joya psicológica.)

Los siguientes libros son para homeópatas que ejercen:

Morrison, Roger, *Prescripción de Escritorio*, Estados Unidos: Hahnemann Clinic Publishing 1993. (Uno de mis favoritos para uso profesional.)

Vermeulin, Frans, *Materia Médica Concordante*, Holanda: Merlín Publishers 1994. (La mejor *materia médica* compuesta hasta el momento.)

Vithoulkas, George, *La Ciencia de la Homeopatía*, Londres: Thorsons 1980. (El mejor libro de texto disponible sobre homeopatía.)

Los siguientes dos libros son los mejores repertorios disponibles:

Schroyens, Frederik, *El Repertorio de Síntesis*, Bélgica: Homeopathic Books 1995.

Zandvoort, Roger van, *El Repertorio Completo de la Mente*, Holanda: Institute for Research in Homeopathic Information and Symptomatology 1994.

Índice

abscesos 39
Ácido nítrico 57, 97, 106
Aconite 42, 43, 55, 66
acónito 42, 43
acupuntura 7, 8, 79
Aesculus 43
agravación 20, 21
alcohol 80
alumbramiento 39, 60
Allium cepa 43
Apis 89
Arbor vitae 61
Argentum nitricum 31, 55
Aristóteles 21
Árnica 34, 35, 55
Arsenicum 45
Arum metallicum 10
Arum triphyllum 45
Arundo 44
asma 103, 109
ataque, terror después de 65
ataques de pánico 54, 55

Baptisia 59
baya de espino 60
bayas de enebro 53
belladona 46, 47
Belladonna 46, 47
Bellis perennis 40
Benveniste, J. 18
Bryonia 47, 48, 59
Bulgaria 109, 128

Café 80
Calc carb 60
caléndula 38, 39
Calendula 38, 39
cántico, entonar 79
Carbo veg 46, 48
castaña de Indias 43
causa psicosomática 27-31
Causticum 56
cebolla morada 43
Cicuta 135
Cina 50
Clarisa, caso de 81-97
 análisis 88-92
 consulta 82-88
 remedio 94-95
 signos y síntomas 92-94
Coca 50, 51
Cocculus 51
Colocynthis 52, 53
Collinsonia 43
comezón *ve* psora
congelación 40
conmoción 42, 43, 66
consuelda 37
consulta 67-80
 contrarrestantes 79, 80
 análisis de caso 71, 72
 clasificación de signos y síntomas 72, 73
 cura 77-80
 formación del repertorio 73-77
 tomar el caso 67-71
contaminación 108
contrarrestantes 79, 80
corazón débil 53
cortadas y rozaduras 38, 39
corteza peruana 15, 16, 53
cortisona 103
Coulter, Harris 102
Crataegus 53
Cullen, Dr. William 15, 16
Cuprum 127, 128

cura 77-80
  ley 19- 21
Chamomilla 48
Chernobil 12
  caso de Tania 128-132
chi 8
China 46, 53

dentición 48-50
desilusión amorosa 56
dolor grave 47, 48
Dolphin
  tipos 114, 115
dorónico 34, 35
drogas 79

eczema 102
embarazo 43, 95
enfermedad
  crónica 21, 99-110
  efecto 100-106
  hereditaria 21
  causa básica 28, 29
enfermedad aguda
  obtener remedios 63-65
  autoayuda 40-65
  tratamiento 61-65
Enfermedad Crónica 99-106
enfermedad hereditaria 21
Enfermedades crónicas 21, 99-110
  cuadro de salud crónica 108-110
  efecto 100-106
  salud psicológica 106, 107
enojo 65, 66
ensayo 9, 17
envenenamiento por alimentos 45, 46
epilepsia
  caso de Ana 132-136
episiotomías 66

erisipela 103
erupciones de la piel 60, 61, 101-103
Eupatorium 54
Euphrasia 44
experimentación 9

familia de serpiente 112-114
familias de remedios 111, 112
fiebre alta 46, 47
fiebre de heno 43-45
formación del repertorio 73-77
  confirmar la elección del remedio 74
  remedio incorrecto 74, 75
fracturas de hueso 37
frijoles de San Ignacio 56
fuerza vital 8

gangrena 40
garganta irritada 57, 58
Gelsemium 54, 127, 128
gonorrea 57, 100, 101, 106
grana 59
gripa 54, 55

Hahnemann, Melanie 24
Hahnemann, Samuel 13, 24
Hamamelis 43
hemorroides 43
hemorroides 43
Hepar sulph 39
herbolaria 7
heridas penetrantes 36
heridas sépticas 39
Hering, Constantine 19, 20
Hierba de San Juan 35
hierbas 80
homeópata
  consulta, *ve* homeópata en acción 81-97

Índice

homeopatía
  enfermedad aguda 40-65
  estudios de casos 123-125
  trauma emocional 65, 66
  remedios de primeros auxilios 33-40
  historia y principios 13-25
  y psicología 23
  razones 7- 12
  inhibición 24, 25
homeopáticos, remedios 9-11
  cuadros 111-122
Hypericum 35

*I*gnatia 56, 66, 73, 74
inflamación del seno 59
inflamación no específica de la uretra 57
ira 65, 66
irritada, garganta 57, 58

*j*azmín amarillo 54

*K*ali bromatum 49, 60
Kreosotum 49

*L*ac canninum 58, 59
Lachesis 58, 73, 74
  caso de Clarisa 81-97
Ledum 36
lepra 103
ley de la curación 19-21
LM1 18, 63, 76, 77
LM2 18
lunares 102
lúpulo silvestre 47, 48
Lycopodium 58

*m*agulladuras 34, 35
  internas 40
magulladuras internas 40

malestar de viaje 51, 52
malestar por viajar en auto 51, 52
mareo 51, 52
margarita 40
mastitis 59, 60
matemáticas de la confusión 22
Materia Médica 10, 74
medicina verde 11, 12
meditación 79
Medorrhinum 57
Mercurio 58, 106
Mercurius 50
miasmas 21, 100, 101
miedo a las alturas 50, 51
mortalidad infantil 109
movimiento browniano 18
Muller, Magíster Johann 14

*N*atrum mur 50, 56, 66
negación 65, 66
Nux vomica 51, 52, 55, 59, 111

*O*pium 47, 55, 56
ortiga urticante 38
osteopatía 7, 35

*P*ara comprender las causas de la enfermedad 27-31
pepino amargo 52, 53
pérdida 56
pesar 56, 66
Petroleum 51
Phos Ac 56
Phosphorus 124, 125
  tipos 114, 115
Phytolacca 50, 59
picadura de ortiga 38
potencia 76, 77
potenciación 9, 17, 18
prana 8

prescripción y potencia 76, 77
prescripción, esperar después de 77
primeros auxilios, remedios 33, 40
principio holístico 19
prognosis 75, 76
psicología 23
psora 100, 101, 103-106
　comezón adormecida 104, 105
　comezón inhibida 104, 105
psoriasis 80
Pulsatilla 30, 45, 59, 65, 130
　tipos 114
Pyrogen 39, 55

quemaduras 38
querer ser cargado 53

reflexología 7
resaca 59
Rheum 49
ruda 36, 37
Ruta 36, 37

Sabadilla 45
salud global 107, 108
salud psicológica 106, 107
Sanguinaria 45
Secale 40
Sepia 51, 131
SIDA 102

sífilis 100-102, 106
Silicea 39, 50, 59
　tipos 115, 116
similar se cura con similar 15-18
Staphisagria 52, 66
Stramonium 47, 60, 66, 127, 128
　tipos 116, 117
sulfato de calcio 39
Sulphur 60, 61, 65, 103, 106
Symphytum 37

Tabacum 52
té de pantano 36
teoría del caos 22
Terebinthina 49
terrores nocturnos 60
tizón indio 51
torceduras 36, 37
tos tipo difteria 42, 43
trauma del nacimiento 60
trauma emocional 20, 21
　autoayuda 65, 66
Tuya 57, 61, 97, 106
　tipos 117-122

Urtica urens 38, 59, 60

Vacuna para viruela 61
Veratrum album 46
verrugas 57, 102
virus Ébola 110

Whitmont, Dr. Edward 106
Wyethia 44